9

ÉTUDE

SUR

LA LADRERIE CHEZ L'HOMME

COMPARÉE

A CETTE AFFECTION CHEZ LE PORC

BIBLIOTHÈQUE NATIONALE
R.F.
IMPRIMÉS

PAR

Joseph BOYRON,

Docteur en médecine de la Faculté de Paris,
Ancien élève des hôpitaux de Strasbourg et de Paris.

A-D

AF727693

PARIS

V. ADRIEN DELAHAYE & Cie, LIBRAIRES-ÉDITEURS

PLACE DE L'ÉCOLE-DE-MÉDECINE

—

1876

Td130
82

ÉTUDE

SUR

LA LADRERIE CHEZ L'HOMME

COMPARÉE

CETTE AFFECTION CHEZ LE PORC

DÉPÔT LÉGAL
95.
1876

Td 130
82

LE MANS. — IMPRIMERIE ALBERT DROUIN.

ÉTUDE

SUR

LA LADRERIE CHEZ L'HOMME

COMPARÉE

A CETTE AFFECTION CHEZ LE PORC

BIBLIOTHÈQUE NATIONALE
R.F.

PAR

Joseph BOYRON,

Docteur en médecine de la Faculté de Paris,
Ancien élève des hôpitaux de Strasbourg et de Paris.

PARIS
V. ADRIEN DELAHAYE & Cie, LIBRAIRES-ÉDITEURS
PLACE DE L'ÉCOLE-DE-MÉDECINE

1876

INDEX BIBLIOGRAPHIQUE

ANDRAL. — Anatomie pathologique, tom. II, p. 332.

B. ANGER. — Cyst. de la paume de la main, (*Union méd.* 27 mai 1869).

CHAILLOU. — Compte rendu, Sociét. biolog., 1862, p. 78.

CORNIL et RANVIER. — Manuel d'hist. pathol. Paris, 1869.

DAMASCHINO. — Kyste du cerveau et Cyst. du 4e vent. (*Union méd.* 1865.

DAVAINE. — Traité des Entoz. Paris, 1860. Dict. encyc. du docteur Dechambre, Cestoïdes.

DELORE et BONHOMME. — Arch. gén. 1865. tom. I, p. 355.

DOLBEAU. — Cyst. de la région frontale, (Bul. sociét. anat. 1861.)

DELPECH, — De la ladrerie du porc, au point de vue de l'hyg. privée et publique, (Ann. d'hyg, et de méd. lég. 2e série, tom. XXI, 1864.

GERVAIS et VAN BENEDEN. — Zoologie médicale.

GUARDIA G. M. — La ladrerie du porc dans l'antiquité, Ann. d'hyg et de méd. lég. 2e série, tom. XXIII, 1865.

JACCOUD. — Clinique de Lariboisière, Paris 1874, 2e édition.

LAENNEC. — Auscult. médiate, tom. III, p. 175.

LANCEREAUX. — Anat pathol. 1875, archiv. de méd. 1872, t. XX, p. 545.

LEBAIL. — Tœnia solium, thèse n° 23, 1869. VIII.

LEUDET. — Gazette méd. 1853, p. 380, Bull. Société anat. 1852, p. 469

LÉVY M. — Traité d'hyg. privée et publique, 4e édit. Paris, 1862.

LUTON AL. — Entozoaires (Pathologie). dict. de Jaccoud.

MORGAGNI. — De sedibus et causis morborum, lett. XXI — XXXVIII

MOQUIN-TANDON. — Zoologie médicale.

NIVET. — Arch. de méd. 3e série, tom. VI, p. 478,

ROBIN CH. — Dictionnaire de médecine. Littré et Robin.

RUDOLF LEUCKART. — Die menschlichen parasiten. Leipzig und Heidelberg, 1863-1876.

SÉVESTRE A. — Cyst. de l'encéph. Bullet. Société anat., 1875.

TARDIEU. — Dictionnaire d'hygiène en 3 vol.

VAILLANT L. — Entozoaires (hist. naturelle). Dict. du Dr Jaccoud.

TABLE DES MATIÈRES

ÉTUDE

SUR

LA LADRERIE CHEZ L'HOMME

COMPARÉE

A CETTE AFFECTION CHEZ LE PORC

INTRODUCTION

On emploie indifféremment aujourd'hui les mots de Ladrerie et de Cysticerque pour désigner la maladie du porc, qui se rencontre aussi chez l'homme, plus souvent qu'on ne l'a cru jusqu'ici. Ce sujet a donné lieu depuis près d'un siècle à bien des travaux recommandables, et nous n'avons pas la prétention d'écrire une thèse originale de tous points.

L'ambition qui nous a guidé a été plus modeste; nous avons voulu surtout étudier cette maladie, généralisée chez l'homme et montrer qu'elle ne se différencie en aucune façon de celle observée chez l'animal.

Laissant de côté, tout en les signalant, les observations de kystes hydatiques, isolés ou en petit nombre, nous avons choisi de préférence celles où leur quantité était considérable ; car il ne se passe guère d'années sans que les recueils périodiques de France et de l'étranger, n'enregistrent plusieurs faits nouveaux d'infection ladrique bien constatée. Remonter aux sources quand cela nous a été possible; tenir compte des faits observés anciennement et de ceux qui plus récents apportent, à l'aide d'un examen plus attentif, un peu de lumière sur des points laissés jusqu'ici dans l'ombre ; telle a été notre intention.

Maintenant que tout le monde, parmi les médecins, connaît la relation qui existe entre le tænia solium et le cysticerque ladrique; nous croyons qu'il y a opportunité en ce moment à traiter de ce sujet. Des communications récentes faites à la Société médicale des hôpitaux et dans plusieurs sociétés savantes, établissent nettement que le nombre des malades atteints de tœnia, dans ces dernières années, a augmenté en France d'une façon considérable et surtout à Paris. Les conditions d'alimentation de la période du siége; les détritus laissés sur notre sol par l'armée d'invasion et d'occupation, sont autant de causes que l'on peut invoquer pour expliquer cette recrudescence. Depuis l'année 1870, la somme en poids des tœnifuges vendus chaque année à Paris a plus que doublé ; cela ressort d'une statistique intéressante publiée par M. le professeur Regnault.

Nous avons cru bien faire en ne séparant pas dans notre étude les deux éléments nécessaires pour donner lieu au développement de la ladrerie, l'homme et l'animal.

Nous avons repris la question de haut et une chose nous a frappé ; c'est qu'à mesure que la science faisait des progrès, les précautions sanitaires allaient en diminuant. Cela nous permet aussi de comprendre ce fait qui a frappé les imaginations à la fin du siècle dernier; l'attention publique détournée peu à peu de la ladrerie fut réveillée tout à coup par l'apparition de vers solitaires en grand nombre. Les relations de cause à effet entre deux affections, en apparence si différentes, n'avaient pas encore été découvertes par les savants observateurs qui vinrent peu de temps après. Alors on vit clair dans ce cercle vicieux, dont la ladrerie et le tænia solium peuvent être considérés comme les deux pôles.

Qu'il nous soit permis de remercier ici ceux de nos maîtres qui nous ont aidé de leurs leçons et de leurs avis. Une clinique de M. le professeur Broca, ayant trait au malade dont nous racontons l'histoire dans l'observation Ire nous a été fort utile.

M. le docteur Lancereaux nous a communiqué des renseignements précieux.

M. le docteur Davaine, si compétent dans tout ce qui a rapport à l'helminthologie, nous a aidé de ses lumières et M. le docteur Nivet, professeur à l'école de médecine de Clermont, nous a fait part d'observations recueillies par lui et relatées dans le compte-rendu des travaux de la Société médicale de Clermont.

Nous remercions aussi M. le docteur Jules Chenet, qui ayant d'abord eu l'intention de traiter le même sujet dans sa thèse inaugurale, a bien voulu nons communiquer les renseignements qu'il avait déjà recueillis.

A côté du livre de M. Davaine si rempli de faits et de déductions pathologiques, l'ouvrage que Rudolf Leuckart vient de terminer récemment (1876) nous a permis d'être au courant des dernières recherches sur la ladrerie. Nous devons signaler aussi deux mémoires intéressants à plus d'un titre; le premier, de Delpech, est un tableau clair et précis de l'affection qui nous occupe et qu'il suit à travers les âges ; le second, de Guardia, est l'œuvre d'un érudit dont les recherches jettent un grand jour sur les textes des auteurs anciens. Nous avons puisé à ces deux sources, aussi bien que dans nombre d'auteurs, dont nous donnons la liste en tête de notre travail, sous forme d'index bibliographique.

HISTORIQUE

Le mot ladrerie, dont nous nous servons pour désigner l'affection qui nous occupe, n'a pas toujours été employé dans la même acception. Durant tout le moyen-âge, un homme ladre était un lépreux. Ladrerie était donc synonyme de lèpre, et ce mot dont on pourrait trouver l'origine dans λαιδρος, informe, n'est à vrai dire qu'une forme altérée du nom de Lazare, parfaitement conservé jusqu'à nos jours dans Lazaret.

Voici d'après C. Dufresne, seigneur du Cange, la raison probable de ce nom donné aux lépreux. « Lazari, « leprosi, Gallis ladres, sic dicti quod eorum domus seu « Ecclesia extrà muros Hierosolymitanæ civitatis sita, « sancto Lazaro, dicata esset. » (*Glossar. med. et infim.* « *latinit.*; tom. IV, p. 51. Paris, Didot 1845.)

Mais comment nous expliquer que ce nom de saint donné à une maladie commune alors, en soit venu à désigner aussi la maladie du porc? Serait-ce que la lèpre, allant s'affaiblissant et tendant à disparaître, on a transporté le mot d'une affection sur l'autre; ou, n'est-il pas plus vraisemblable, de penser et d'admettre, que suivant des idées qui avaient cours depuis la plus haute antiquité, le cochon, cet animal immonde, était considéré comme portant en lui le germe de la lèpre. Nous nous rallions à cette manière de voir, quand nous savons qu'Albert le Grand, « le plus curieux de tous les « hommes » au jugement de Beyle, confondait la maladie du porc avec la lèpre, à une époque où cette maladie était endémique en Occident. (Guardia.)

Quoi qu'il en soit, la maladie du porc caractérisée par

des noyaux ou des vésicules blanchâtres, situées sous la peau et dans l'intérieur des chairs, cette maladie était connue des anciens, sinon dans sa nature du moins dans sa forme. La plupart des auteurs grecs et latins, qui ont écrit sur l'Histoire naturelle, l'ont décrite ; mais toutes ces descriptions ont été calquées sur celle d'Aristote, qui est la meilleure de toutes. Au chap. XXI du liv. VIII de l'*Histoire des animaux*, ce grand naturaliste après avoir signalé plusieurs maladies du porc s'exprime ainsi : « Les porcs affectés de grêlons (1), ont la « chaire humide du côté des jambes, du cou et des « épaules ; c'est dans ces parties principalement qu'a- « bondent les grêlons. S'ils sont en petit nombre, la « viande en est plus douce ; s'ils sont abondants, elle « devient humide à l'excès et insipide. Les porcs affec- « tés de cette maladie se reconnaissent aisément : les « grêlons se montrent surtout à la partie inférieure de « la langue ; les soies qu'on arrache de la crête du cou, « sont sanguinolentes à la racine. En outre, les porcs « malades ne peuvent se tenir en repos sur leurs pieds « de derrière. Les porcs à la mamelle ne sont pas « affectés de grêlons, tant que le lait est leur unique « aliment. »

Mais en ceci comme pour bien d'autres connaissances, les gens du peuple avaient précédé les savants. Les cuisiniers et les bouchers, bien avant Aristote, recherchaient les grêlons sous la langue du porc et cette opération, qui s'est perpétuée jusqu'à nos jours, était une

(1) Le terme employé par Aristote χάλαζαι signifie grêlons ; les Latins désignaient cet état morbide sous le nom de *caro grandinosa*, et traduisaient le mot grec par *grando, grandines*.

pratique commune dès les temps les plus reculés. Nous en trouvons la preuve dans Aristophane, en sa comédie *des Chevaliers*. Démosthènes, qui remplit un rôle d'esclave, adresse les injures suivantes à Cléon. Par « Jupiter ! enfonçons-lui un pieu dans la gueule, à la « façon des cuisiniers, qui tirent fortement la langue au « dehors pour l'inspecter, et qui ouvrent ensuite l'animal « pour reconnaître l'état des viscères. » (Guardia). On savait que le porc était sujet à une maladie particulière et on avait le moyen de la reconnaître. Tout le monde connaît les prescriptions ordonnées par Moïse au peuple hébreu au sujet de la viande de porc. Au dire d'Hérodote, la répulsion pour cet animal chez les Egyptiens, n'existait pas au même degré que chez les Juifs. Le même historien au livre II de ses *Histoires* (Euterpe), parle de précautions sanitaires prises par les Egyptiens, au sujet de la viande du bœuf.

Amyot, traduit de la façon suivante un passage du livre de Plutarque intitulé: *Propos de Table.* « Il semble que « les Juifs abominent la chair de porc, pourtant que les « barbares ont fort à contre-cœur et haïssent merveilleu- « sement entr'autres maladies la lèpre et le mal de Saint- « Main....., car il n'y a point de beste qui prenne ainsi « plaisir à la fange, et à se vautrer en ordes et salles « lieux, comme il fait, si ce ne sont celles qui y naissent « et qui s'y nourrissent. »

Les Grecs et les Latins bien qu'ils tinssent cet animal pour immonde, n'éprouvaient pas la même aversion pour sa chair envisagée comme nourriture.

Au livre VIII de son *Hist. nat.*, Pline a écrit : « *Ani-* « *malium hoc maximè brutum, animamque ei pro sale* « *datam non illepide existimabatur*, et cette opinion,

que l'âme où le principe vital, lui aurait été donnée, comme une sorte de sel, pour empêcher ses chairs de tomber en pourriture, nous la retrouvons formulée par Varron, dans le passage suivant : « (*De Re rusticâ) iis ani-*
« *mam datam esse proindè ac salem, quæ servaret*
« *carnem.* »

Néanmoins, la plupart des auteurs anciens qui ont écrit sur les animaux s'accordent à recommander la viande de porc. Porphyre qui a écrit un ouvrage sur l'abstinence de la chair des êtres animés, avoue que le porc n'est bon qu'à être mangé, et qu'il ne peut servir que pour les usages culinaires et les sacrifices. *Suillum*
« *pecus*, a dit Varron, *donatum ab natura dicunt ad*
« *epulandum* » et Pline, est plus explicite encore quand il ajoute à ce qu'il a dit plus haut « *Neque alio ex animali*
« *numerosior materia ganeæ* » (Guardia).

Par ce qui précède, nous voyons que les anciens et surtout Aristote, s'ils méconnaissaient la cause et la nature de la ladrerie, l'avaient bien observée.

Aristote a noté comme régions le plus ordinairement atteintes, les membres antérieurs, le cou et les épaules. Delpech, parmi les modernes revient sur cette affirmation, avec la plupart des auteurs qui ont traité cette question. « Ce sont les muscles de la langue, du cou et des épaules qui sont le plus fréquemment, et en général, le plus profondément atteints. »

Pline, ne donne qu'un des symptômes observés par Aristote, celui du sang se montrant à la racine d'une soie arrachée sur son dos ; mais il en ajoute un autre sur lequel plusieurs auteurs modernes sont revenus et qui est contesté par d'autres. « *Index suis invalidæ cruor in*

« *radice setæ dorso evulsæ, caput obliquum in incessu.* » (*Hist. nat.*, liv. VIII, ch. LXXVII.).

Les cochons atteints de ladrerie auraient dans la marche une épaule plus haute que l'autre ; certains auteurs ont ajouté qu'ils avaient le groin plus sensible et qu'ils témoignaient de la douleur quand ils approchaient cette partie du sol pour manger ou pour le fouiller, douleur qui se traduisait par des grognements. Delpech qui a observé les porcs à ce point de vue conteste la valeur de ces deux derniers signes. Il a pu frapper impunément sur le groin de porcs ladres avec une baguette sans que ceux-ci accusassent plus de douleur que des porcs reconnus sains. Mais il est un signe auquel il attache une grande importance ; c'est que d'après son observation : « L'animal infecté reste couché et suit difficilement le troupeau. » D'après Guardia, cette assertion de Delpech, rectifie l'erreur de traduction d'Aristote, qui a fait dire à plusieurs auteurs et commentateurs que le porc ladre présentait de l'agitation du train de derrière, à propos de ce passage cité plus haut « les porcs affectés de grêlons, ne peuvent se tenir en repos sur leurs pieds de derrière. »

Nous venons de voir l'opinion des auteurs anciens; durant le moyen âge, nous ne trouvons guère que le Coran, qui reproduise sans l'expliquer, la défense de manger du porc, formulée dans la Bible. Il faut arriver presque à la fin de cette période pour trouver des prescriptions législatives et réglementaires concernant la ladrerie du cochon. En 1350, il est fait mention de cette maladie dans le *grand et solennel règlement*, fait par le roi Jean, le 30 janvier de cette année, pour la police de Paris. On la retrouve dans le passage suivant d'une ordonnance de Hugues Aubriot, prévôt de Paris, en date du 22 novembre de la même année : « Que nul ne s'entremette de langayer pour-« ceaux jusques à ce qu'il ait esté témoigné estre expert « et connaissant en ce par le maîstre des bouchers de la « grande boucherie, et qu'il n'ait été appleigé souffisam-« ment de dix livres parisis. »

Une ordonnance de Robert d'Estouteville, garde de la prévôté de Paris, en date du 17 janvier 1475, établissant les premiers statuts de la communauté des charcutiers, contient l'article suivant : « Que nul ne achepte,. ne vende « ou mette en saulcisses chars de porc surmenées, char « de porc noury en maladerie, chez barbiers, ne huil-« liers. »

Le 24 septembre 1517, Corbie, prévôt de Paris, reproduit toutes les prescriptions anciennement formulées, et y ajoute la suivante : « On enjoinct à tous les langayeurs « que tous les porcs qu'ils trouveront en marché de Paris « sursemés, engrenez, qui aient playe en la langue, dont « ils seront requis langayer, qu'ils les marquent à « l'oreille et que tous autres pourceaulx qui seront trou-« vés avoir bosses ou apostumes, qu'ils leur coupent le « bout de l'oreille tout jus, sur peine d'amende arbi-« traire. »

On rencontre plus tard des arrêts du Parlement de Paris, ayant trait à des contestations qui s'élèvent à propos des porcs ladres.

Par un édit du mois de mai 1704, les langueyeurs furent supprimés et remplacés par des jurés vendeurs-visiteurs de porcs dans tous les lieux du royaume où il y a foires ou marchés.

Cette réforme qui avait surtout un caractère fiscal ne fut pas de longue durée. — Les jurés vendeurs-visiteurs qui achetaient leurs charges se firent bientôt remarquer par leur incompétence; les langueyeurs dépossédés, offrirent 10,000 livres, pour qu'on leur rendit leur titre.

Par un édit du 20 septembre 1704, Louis XIV les rétablit : « Voulant favorablement traiter les exposants en « considération de la nécessité de leurs fonctions pour « empêcher qu'on ne débite au public des chairs de porc « de mauvaise qualité, et des finances qu'ils nous ont « déjà payées. »

On le voit, les prescriptions sanitaires n'échappaient pas aux soins d'un gouvernement absolu et dans la charge des langueyeurs, ne se trouvait pas la seule garantie donnée à la salubrité publique. Depuis le règne du roi Jean, on retrouve des jurés, à qui on donna dans la suite le nom de jurés courtiers-visiteurs de chairs, lards et graisses de porcs, et dont la fonction était de s'assurer du bon état de la viande abattue et vendue par les marchands.

On peut lire dans Delpech, auquel nous empruntons la plupart des documents que nous venons de citer, que les prescriptions édictées ne restaient point sans sanction pénale pour ceux qui les enfreignaient. Le 29 mai 1776, un certain Antoine Dubout fut condamné par arrêt définitif de la Chambre de Justice « à faire amende hono- « rable, nu en chemise, la corde au cou, tenant en ses « mains une torche de cire ardente, du poids de deux « livres, ayant écriteau devant et derrière portant ces « mots : Directeur des boucheries qui a distribué des « viandes ladres aux soldats. » Il fut en outre condamné à 10 ans de bannissement et à une amende de 50,000 livres.

A notre époque des inspecteurs sont chargés de surveiller l'abattage des porcs à Paris, dans les lieux désignés à cet effet. Nous ne savons quelles mesures sont prises dans la plupart de nos grandes villes pour prévenir le débit de la viande de porc infecté de ladrerie; mais ce que nous savons bien, c'est que ce commerce s'exerce sans contrôle dans les campagnes et dans beaucoup de petites villes. La loi française s'est désintéressée de la question, quand par un décret du 20 mai 1838, elle a fait disparaître la ladrerie des vices rédhibitoires à propos des marchés.

Nous reviendrons sur ce sujet en traitant de la prophylaxie, ou des moyens à mettre en œuvre pour prévenir le développement de cette maladie redoutable.

Pour toute la partie historique, voir pour plus de détails, Delpech et Guardia. *Mémoires sur la Ladrerie*, t. XXI et XXIII, 2e série, 1864-1865. *Annales d'hygiène et de médecine légale.*

Nous avons déjà dit que les anciens avaient connaissance de la vésicule rencontrée dans les chairs du cochon ladre, et qu'ils appelaient χαλαζα, *grando grêlon*; mais ils ignoraient sa nature. Aristote l'attribuait à l'humidité des chairs, d'après leur aspect; car elles sont comme infiltrées par ces grains qui ressemblent à des vésicules transparentes; d'autres depuis, n'ont vu là qu'une dilatation variqueuse des vaisseaux lymphatiques. Ce ne fut que vers la fin du XVIIe siècle que sa nature vésiculaire fut reconnue, d'abord par Hartmann de Kœnigsberg, qui dans la dissection de deux chèvres trouva dans l'épiploon de l'une d'elles des hydatides vivantes ou plutôt des vers vésiculaires. Il fit part de sa découverte à l'Académie des Curieux de la nature en 1685. Peu de temps après, Malpighi confirma ces données et décrivit l'animal renfermé dans la vésicule ladrique.

En 1760, Morgagni revient sur les recherches de ses prédécesseurs qu'il rappelle. Il cite les travaux de Redi, de Hartmann, de Tyson, mais sans se prononcer sur leur valeur. Presqu'en même temps, Pallas (1766) étudiait la constitution des vésicules et reconnaissait les rapports qui les lient aux tænias; d'où le nom de tænia hydatigena qu'il donna à la vésicule ladrique.

Mais on n'avait encore observé jusqu'ici que sur les animaux et l'on n'avait pas encore constaté ce produit morbide chez l'homme.

Il paraît avoir été observé inconsciemment pour la première fois par Wharton, et en 1786, Werner découvrit des vésicules ladriques à l'autopsie d'un soldat qui s'était noyé, deux ans après que Goeze eut indiqué la nature des vésicules du porc ladre; car c'est à lui surtout que l'on doit la connaissance exacte de la ladrerie.

Rudolphi se basant sur la forme et les caractères anatomiques de la vésicule et de son contenu, lui donna le nom de cysticerque de κυςτις vessie, et κερκος queue. Il l'appel cysticercus cellulosæ ou cysticerque de la cellulosité.

En 1842, von Siebold, frappé de la grande analogie qui se fait remarquer entre la tête du tænia et celle du cysticerque, émet l'opinion que ce dernier n'est que la larve du tænia. Depuis, les travaux de Griesinger, de Gervais et de van Beneden, de Moquin-Tandon, de Küchenmeister, de Davaine et de Leuckart ont fait avancer la question; et si tous les points n'en sont pas encore résolus à l'heure qu'il est, il faut tenir compte des difficultés d'observation et d'expérience sur l'homme et sur les animaux. Avec les données que nous possédons actuellement, nous pouvons avoir une vue assez claire du cysticerque, de sa filiation et de son développement.

Les cestoïdes de la tribu desquels font partie la famille des tæniadés, peuvent, d'après Davaine « être rangés « parmi les plus dégradés de tous les animaux. Leur « corps est parenchymateux, c'est-à-dire qu'ils n'ont « point de cavité générale; ils sont dénués d'organes de « respiration, de circulation, de digestion et d'organes « des sens; le système nerveux est rudimentaire, si « même il existe; à part un organe de dépuration, consis- « tant en canaux plus ou moins ramifiés, tout l'organisme « se résume dans l'appareil de reproduction. » (Cestoïdes (les) du *Diction. encyclop.* du Dr Dechambre. C. Davaine, p. 548.)

Les vers de cette classe et par conséquent le tænia

solium se reproduisent à l'aide de ce qu'on appelle la génération alternante ou digénèse. Ces vers ne donnent pas immédiatement naissance à d'autres qui leur sont semblables de toutes pièces ; non, l'œuf subit plusieurs transformations bien définies. Il arrive d'abord à l'état d'embryon, puis à l'état de larve, en changeant de milieu ; et ces différentes phases, bien connues, sont autant d'étapes que l'animal doit franchir, pour arriver à l'état parfait, dans un autre individu.

On sait que les articles postérieures du tænia solium, cucurbitins ou proglottis, qui se présentent sous une forme oblongue, quadrangulaire, contiennent chacun un appareil complet de reproduction et que, séparés du corps de l'animal ou du strobila, ils jouissent quelque temps d'une vie propre. Ces articles d'autant plus allongés qu'ils sont plus éloignés de la tête, contiennent chacun un utérus ramifié et des testicules sécréteurs.

D'après les recherches de Van Beneden reproduites par Davaine : « Les organes mâle et femelle, bien que « juxta-posés et enchevêtrés l'un dans l'autre, ne com- « muniquent point directement l'un avec l'autre. »

« L'organe mâle se compose de testicules multiples, « canaux déférents, réservoir spermatique, pénis et « bourse du pénis.

« L'organe femelle se compose d'un ovaire complexe « (germigène, vitelligène et leurs conduits spéciaux), « d'une matrice, d'un vagin, auquel est annexée une « vésicule copulatrice, et d'une ouverture communi- « quant avec le dehors ou vulve. » (Cestoïdes, *Dict. encycl.*)

A leur extrémité l'appareil mâle et femelle aboutissent ensemble dans une espèce de cloaque situé ordinairement sur le milieu de l'un des bords du proglottis. Chez le tænia solium, ces pores génitaux, d'un article à l'autre sont irrégulièrement alternes.

Il ne faut pas croire que tous les proglottis d'un même tænia présentent les mêmes caractères que nous venons de décrire à propos du proglottis complet. Voici le résultat de l'observation de Davaine : « Dans un long strobila, on peut suivre toutes les phases du développement de l'appareil génital. Les premiers anneaux, « sans aucun indice d'organes sexuels, sont neutres; « les suivants montrent les vésicules testiculaires ; ils « sont exclusivement mâles ; plus loin les rudiments de « l'organe femelle apparaissent ; ils sont donc hermaphrodites ; enfin l'acte de la fécondation étant terminé, « l'œuf se développe dans la matrice, pendant que l'appareil mâle, devenu inutile, s'atrophie et disparaît. « Les derniers anneaux offrent donc exclusivement les « attributs femelles. » (Davaine, *loc. cit.*)

Chacun de ces proglottis fécondés peut contenir un nombre prodigieux d'ovules microscopiques de la dimension de 0mm033. (Davaine.) L'œuf du tænia solium ne peut éclore dans l'intestin de l'animal où il a été formé, il faut qu'il soit rejeté au dehors avec le proglottis qui le renferme et absorbé par un autre individu. L'embryon ne devient libre qu'après que son enveloppe a été détruite dans le tube digestif de celui qui l'a avalé; c'est ce qui arrive pour le porc qui se nourrit d'excréments dans lesquels se rencontrent des anneaux de tænia rendus par l'homme. On comprend aussi, que les œufs peuvent être mis en liberté par décomposition du tissu propre du proglottis exposé à l'air libre, et entraînés soit par les eaux, soit par tout autre agent qui les rend susceptibles d'être absorbés directement ; cela n'a rien d'étonnant quand on sait que des œufs de tænia solium ont été conservés pendant des mois, aussi bien à l'état sec qu'à l'état humide, sans avoir rien perdu de leur vitalité.

Occupons-nous maintenant des transformations que subit l'ovule à partir de son ingestion. De celui-ci naît une vésicule ovoïde, armée de six crochets, qui vont lui servir à se fixer aux parois de l'intestin et d'après tous les naturalistes, l'état embryonnaire du tænia est constitué et la vésicule à cause de ses crochets a reçu le nom d'embryon hexacanthe.

Comment l'embryon, après avoir été absorbé, chemine-t-il à travers les tissus ? Se faisant jour à travers les parois d'une veine, est-il lancé dans le courant de la circulation, ou bien faut-il admettre, qu'à l'aide de ses crochets, il perfore simplement les organes qui le séparent de ceux de son choix ? La question qui a été longtemps débattue, semble tranchée dans le premier sens, et nous en donnerons les raisons en parlant de l'étiologie. Ce que l'on sait bien, c'est qu'au bout d'un certain temps des vésicules apparaissent dans diverses régions; elles constituent ce que Rudolphi a nommé des cysticerques. L'animal a passé de l'état embryonnaire à la forme cystique et l'état de larve est constitué.

Cette larve présente une tête tétragonale munie de quatre oscules ou suçoirs, une trompe terminale, obtuse et imperforée, entourée à sa base d'une double couronne de crochets, dont le nombre n'est pas toujours le même puisque ces crochets sont caducs et tombent à mesure que la larve vieillit. Néanmoins on peut admettre que le nombre des crochets varie entre vingt-six et trente-deux.

La larve que nous venons de décrire et qu'on nomme aussi scolex, ne se présente pas d'abord à l'examen sous cette forme. La larve est recroquevillée dans une vésicule renfermée elle-même dans une autre. Ces deux vésicules communiquent en un point qui se présente à l'œil nu sous la forme d'une petite ombilication blanchâtre, ressortant sur le contenu liquide et transparent de la vésicule d'enveloppe.

Au centre de cette ombilication existe un pertuis étroit commun aux deux vésicules, qui sera l'orifice de sortie du scolex. C'est au fond de la deuxième vésicule qui flotte dans le liquide de la première, que l'animal se trouve fixé par un pédicule plissé quand il est retracté sur lui-même, à la façon d'un doigt de gant ou d'une invagination de l'intestin. Il remplit exactement cette poche, et sa tête est en rapport avec le pertuis commun aux deux kystes. Qu'on vienne à presser la vésicule cystique entre les doigts ou entre deux plaques de verre, l'animal que l'on perçoit sous la forme d'un petit grain de millet ou de chenevis, fait saillie au dehors à travers le pertuis qui s'écarte ou se déchire; et la vésicule au fond de laquelle il était fixé lui sert d'appendice caudal; c'est là l'origine du mot cysticerque.

Les vésicules ladriques ou cysticerques ont des dimensions variables suivant leur âge; elles sont généralement entourées d'un kyste adventif formé par une membrane de tissu conjonctif. Cette membrane fait défaut quand le cysticerque siége dans une cavité. (Cornil et Ranvier, Leuckart.)

M. Robin ajoute que le kyste adventif « présente sou-
« vent une petite cicatrice blanche, entourée de vaisseaux
« correspondant à l'ouverture de sortie du cysticerque. »

L'état de larve étant constitué, pour que le développement continue à se faire, il faut que les cysticerques soient absorbés par un autre individu; alors ils redeviennent tænias dans l'intestin de celui qui les a ingérés.

Nous n'avons pas à décrire ici le tænia solium; les caractères du scolex que nous venons de donner sont identiques à ceux de la tête du tænia solium. A proprement parler, le scolex du cysticerque étant libre et ayant changé de milieu se développe, il produit par gemmation des anneaux ou proglottis et l'état parfait est constitué.

Nous venons de voir trois individualités successives et distinctes, qui présentent bien le type de ce qu'on a nommé génération alternante: un proglottis né du scolex par gemmation; un embryon hexacanthe issu du proglottis par sexualité. C'est bien là ce qu'a voulu dire M. Steenstrup qui définit ainsi la génération alternante : une succession de générations dissemblables, sexuelles et asexuelles après lesquelles reparaît le type primitif. (Davaine.)

OBSERVATION PREMIÈRE

Le nommé Louis C....., est entré dans le service de M. le professeur Broca, à l'hôpital des Cliniques, le 2 décembre 1875.

Il est âgé de 27 ans, et avait toujours habité la campagne jusqu'en 1867, époque à laquelle il vint se fixer à Paris. Il a toujours joui d'une bonne santé, et quand vint la guerre, il prit part à la défense de Paris, dans les rangs de l'armée active dont il faisait partie en qualité de réserviste.

Au 18 mars 1871, il fut dirigé sur Bordeaux, et il quitta définitivement l'armée le 16 novembre 1871, à Perpignan, réformé pour cause de hernie inguinale à droite.

Revenu à Paris, il fit le métier de cocher, qu'il exerçait à Paris et à Saint-Ouen, où ses maîtres avaient leur résidence de campagne. Il se maria dans le cours de l'année 1872, et il nous raconte que durant cette même année, un jour qu'il accompagnait sa maîtresse dans une promenade à cheval, il perdit connaissance et tomba de sa selle ; quand il revint à lui, il était entouré de gens qui lui donnaient des soins et il en fut étonné, car il n'avait pas conscience de ce qui lui était arrivé. Du reste cet accident ne fut suivi d'aucune paralysie générale ou partielle.

Depuis lors, le malade accuse des douleurs vagues dans les membres, de la lassitude et des maux de tête qui, selon son expression, lui donnaient des vertiges ; j'étais obligé, ajoute le malade, de prendre de temps en temps quelques jours de repos.

L'année suivante il éprouva quelques troubles du côté de la vision, il voyait passer des flammes rapides, surtout devant l'œil gauche ; et en mai 1873, étant sur son siége, il eut un étourdissement ou une nouvelle attaque sur laquelle il ne peut nous renseigner. Consécutivement il garda le lit pendant six semaines, ne pouvant, dit-il, remuer les membres. Y eut-il alors une complication indépendante, où le médecin appelé fut-il mal renseigné ? C'est ce que nous n'avons pu éclaircir ; mais on lui appliqua un large vésicatoire dans le dos.

Dans le cours de 1874, les lassitudes dont il se plaint sont revenues plus souvent, et il a dû prendre le lit, sept ou huit fois dans l'année, à seule fin de se reposer pendant quelques jours. Il est bon de dire qu'alors il faisait le métier de grainetier et se fatiguait beaucoup.

En 1875 ces fatigues dans les membres s'accusèrent davantage. Le malade nous dit lui-même qu'il était aussi fatigué en se levant qu'en se couchant.

A ces lassitudes s'ajoutaient toujours les vertiges dont il a déjà été parlé, ainsi que des bourdonnements d'oreille ; à tel point que le malade dut quitter définitivement son état de cocher qu'il avait repris. Il ne se sentait pas en sûreté sur le siége de sa voiture et il craignait même de monter sur l'impériale des omnibus, à cause des étourdissements qui le frappaient à l'improviste. Les douleurs de tête n'étaient pas continues ; il était quelquefois pendant une quinzaine de jours sans les ressentir, puis elles revenaient tout-à-coup pour disparaître de même. Il convient de noter qu'il eut aussi plusieurs attaques nocturnes ; il ne l'a su que par le dire de sa femme, qui venant à l'appeler et n'en tirant pas de réponse, fit chaque fois appeler un médecin. Les jours qui suivaient il avait de la courbature et un peu de surdité ; il nous a dit ne s'être jamais mordu la langue.

En même temps vers le commencement de 1875, il constata l'apparition de petites tumeurs dans les parois du tronc et de la poitrine. Un médecin qu'il vit à cette époque lui administra de l'iodure de de potassium. Depuis, les tumeurs ont fait leur apparition dans toutes les régions du corps et c'est ce qui l'a décidé à venir se faire soigner à l'hôpital.

État actuel. — Au moment de son entrée, il présente à peu près dans toutes les parties du système musculaire de petites tumeurs ou nodosités indolores, oblongues, de la grosseur d'un pois jusqu'à celui d'une petite noisette. Quelques-unes étaient moins développées, les plus grosses ne dépassaient pas un maximum, le même pour toutes. Ces tumeurs dont on ne peut évaluer le nombre, et dont les unes font saillie sous la peau, tandis que les autres sont situées dans les couches profondes, firent porter à M. le professeur Broca, le diagnostic de cysticerques. L'examen direct confirma cette donnée. L'une de ces petites tumeurs fut incisée sur l'avant-bras droit ; à travers les fibres musculaires écartées, on reconnut un kyste que l'on pût faire saillir au dehors à l'aide d'une spatule. Vidé et porté sous le champ du microscope, on reconnut la vésicule et le scolex du tænia solium avec ses quatre oscules, son rostre arrondi et ses deux rangs de crochets. Malheureusement, la vésicule et son contenu avaient été aplatis, et dans la préparation qu'en a faite M. le Dr Latteux, l'animal étant vu en quelque sorte de profil, on ne peut compter le nombre des crochets.

Nous avons dit que les kystes occupaient à peu près toutes les régions musculaires. Notons cependant que le malade n'en présentait pas sous la langue, ni autour de cet organe comme cela s'est rencontré quelquefois chez l'homme et comme cela arrive presque toujours chez le porc.

Les troubles qu'il accusait du côté de la vision pouvaient faire craindre qu'il ne se trouvât quelque production hydatique surtout dans l'œil gauche. A l'examen ophthalmoscopique qui fut fait par M. le docteur Wecker, on ne trouva aucune lésion, si ce n'est un peu d'hypérémie rétinienne avec une légère déformation de la papille et exagération de pigment tout autour.

Les kystes que l'on pouvait le mieux sentir sous la peau accusaient une dureté considérable et l'on comprend que dans certains cas on ait pu les confondre avec des tumeurs fibreuses ou même avec des productions du molluscum. La plus forte pression exercée sur eux ne déterminait aucune douleur; néanmoins sur certains points où les kystes étaient en plus grand nombre et comme agglomérés, le malade accusait de la sensibilité; un point entr'autres se faisait remarquer comme sensible, c'était sur un groupe de kystes situés au-devant du foie; mais jamais on ne perçut aucun signe d'inflammation apparente.

Les tumeurs formées par ces kystes ont ceci de particulier, qu'elles sont de forme ellipsoïdale, à contours très-réguliers, et que le grand axe de l'ellipse est toujours dirigé dans le sens des fibres musculaires. On pouvait s'assurer exactement de cette disposition en palpant par exemple, les tumeurs situées dans le trapèze et le rhomboïde. Leur plus grande longueur pouvait être évaluée à $0^{m}012$ ou $0^{m}014$, et leur largeur à $0^{m}007$ ou $0^{m}008$. Les régions qui en présentaient en plus grand nombre étaient les muscles de la région antérieure de la poitrine, les pectoraux, les muscles du dos et de l'épaule, le biceps et les muscles de l'avant-bras; les membres inférieurs en présentaient aussi, dans la fesse, les muscles de la cuisse et du mollet; mais on peut dire que les trois-quarts du nombre apparent des tumeurs avaient pour siége les régions sus-diaphragmatiques. On n'en a trouvé aucune dans les mains et dans les pieds, à la paume non plus qu'à la plante; mais on pouvait en sentir quelques-unes dans les muscles de la face et sur les parties latérales du cuir chevelu. Les muscles de la nuque et du cou en contenaient aussi.

Traitement. — M. le professeur Broca avait à se demander à quel mode de traitement il fallait recourir. Les moyens préconisés jusqu'ici ne reposent que sur des analogies mal fondées. Comment espérer pouvoir atteindre ces parasites à l'aide du mercure, de l'iodure de potassium ou de l'acide phénique. En vrai chirurgien, il songea bientôt à les attaquer et à les détruire par les moyens mécaniques. Il conçut d'abord l'idée de vider la vésicule et d'injecter un liquide caustique, soit une goutte d'alcool ou de teinture d'iode. Pour cela il introduisit une fine canule, sorte de trocart capillaire dans un des kystes ; puis ayant vu sourdre un peu de liquide, il s'arrêta et se demanda s'il ne suffisait pas de ponctionner le kyste et de le vider en l'écrasant. C'est ce qu'il fit, et il sentit la tumeur fléchir sous son doigt. Les jours suivants il eut recours pour faire la ponction à une très-fine aiguille à cataracte. La tumeur fixée entre deux doigts de la main gauche, il ponctionnait de la main droite et poussait ensuite son aiguille vers les deux extrémités de la longueur du kyste ; puis l'aiguille retirée, il écrasait la tumeur sous ses doigts. M. Broca compare la sensation qu'on éprouve en pénétrant dans le kyste à la sensation que donne un grain de raisin qu'on pique avec une épingle. Il a ponctionné ainsi dans l'espace de deux mois et demi 375 kystes. La résolution des kystes n'a pas lieu instantanément, M. Broca se demande s'il ne faut pas quelquefois plusieurs ponctions pour amener la mort de l'animal ; il a pu constater que certains kystes n'ont opéré leur résolution qu'un mois après la ponction. Mais alors il ne faut pas croire que toute trace de la tumeur disparaisse ; les kystes se sont transformés en grains d'orge, ils se sont ratatinés, surtout dans le sens de la largeur, tandis que la longueur ne diminue presque pas. Il en a été ainsi pour le malade traité par M. Broca ; au bout de près de trois mois, il a pu sortir de l'hôpital ne présentant plus de tumeurs normales de cysticerques appréciables. On l'a engagé à revenir pour se soumettre au même traitement si de nouveaux kystes se développent.

Avant de quitter ce malade, rappelons qu'entré à l'hôpital, le 2 décembre 1875, il eut une dernière attaque le 2 janvier 1876. Elle fut de courte durée, il était debout et il ne tomba même pas. Il causait avec ses camarades de salle dans l'après-midi, quand tout à coup il cessa de parler. Ses voisins lui voyant un air égaré le soutinrent, et un quart-d'heure après il n'y paraissait plus, sinon qu'il conserva pendant quelques jours un peu de surdité. Vers le même temps il raconta qu'il rendait des anneaux de ver solitaire, et cela depuis près de quatre ans. La première fois qu'il s'en aperçut, ce fut à Saint-Ouen, plusieurs mois avant la première attaque qui le renversa de cheval. Interrogé sur son alimentation pendant le siége, il nous dit, qu'il lui était arrivé comme à tout le monde, de manger de la viande de porc ou de chien qui n'était pas toujours bien cuite.

On lui donna une forte dose de kousso et le malade rendit des cucurbitains en grand nombre; malheureusement quelques heures avant la visite, il jeta ses déjections et depuis, malgré des purgatifs qui lui furent donnés, il ne rendit plus trace de tænia. Tout nous porte à croire qu'il s'agissait bien là du tænia solium; nous n'avons pu avoir qu'un petit fragment ancien conservé sur une carte et contenant un seul anneau.

M. Davaine à qui nous avons montré ce fragment de tænia l'a examiné au microscope. Il nous a fait voir des œufs en petit nombre; mais comme leur dessication remonte à plusieurs mois, ils lui ont paru légèrement déformés. Aussi n'a-t-il pas voulu se prononcer pour l'affirmative par rapport au tænia solium. Les œufs du tænia inerme sont plutôt allongés, tandis que ceux du tænia armé sont ronds; d'un autre côté l'enveloppe de ces derniers paraît plus foncée; c'était le cas ici; mais nous l'avons dit, la forme ronde n'était pas parfaitement conservée et il convient de rester dans le doute.

Cette coïncidence est curieuse à signaler; car jusqu'ici nous n'avons connaissance que d'un cas rapporté par M. Leudet, et nous le donnons plus loin; où la présence de cysticerques ait coïncidé avec celle du tænia chez le même individu. En résumé, nous voyons que chez ce malade l'affection a débuté par les phénomènes centraux et que les symptômes les plus inquiétants ont été ceux du début. Ceux qui ont suivi ont toujours été en diminuant, et quand le malade a quitté l'hôpital, le 25 février 1876, on peut dire que son état était relativement satisfaisant.

Nous nous réservons de revenir sur certains points d'étiologie et de pronostic, à propos de ce malade que M. le professeur Broca a présenté à la Société de chirurgie dans la séance du 23 février 1876, et sur lequel il a fait une leçon très-intéressante le surlendemain, leçon que nous avons mise à contribution souvent dans le cours de notre travail.

OBSERVATION II

Cœlina H...., âgée de 43 ans, après avoir travaillé dans une fabrique d'Amiens, s'est fixée à Paris, où depuis 12 ans elle exerce la profession de chiffonnière. Elle a eu deux enfants qui sont morts, et une fausse couche il y a seize ans. Jusqu'au mois de mai dernier 1871, elle habita avec son mari, dont la santé ne laissait rien à désirer, et que depuis lors elle a perdu de vue. Cette femme n'accuse aucune maladie sérieuse ; elle prétend n'avoir jamais été atteinte par le ver solitaire ; mais il y a un peu plus de deux ans qu'elle s'est aperçue de petites saillies ou tumenrs à la surface de son corps.

Le 2 octobre 1871, elle venait nous demander son admission à l'hôpital Saint-Antoine, pour des vomissements survenus depuis peu. Il fut facile de reconnaître que ces vomissements avaient pour cause une hernie mal contenue et douloureuse. Cette hernie réduite et maintenue, les vomissements ne tardèrent pas à disparaître et la malade s'apprêtait à demander sa sortie; mais l'existence des nombreuses tumeurs qu'elle portait sur son corps nous engagea à la retenir pendant quelques jours. Ces tumeurs qui occupent le cou, le tronc et les membres, sont situées tant dans le tissu cellulaire sous-cutané que dans les muscles; leur nombre est considérable, et leurs caractères sont partout semblables. Du volume d'une noisette ou d'un noyau d'olive, ces

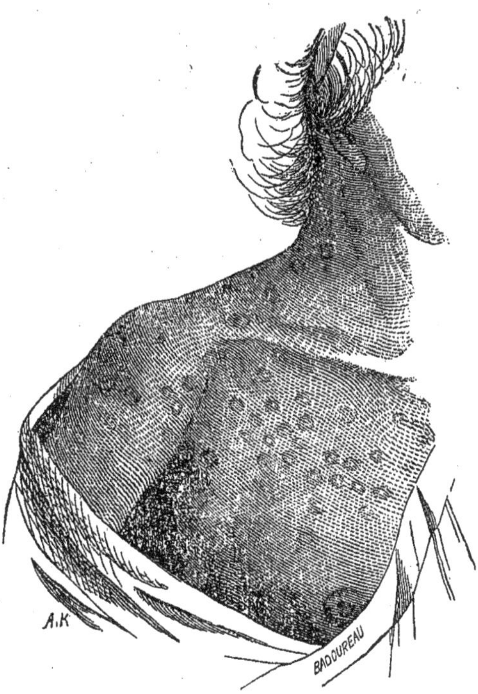

M. Delahaye a bien voulu nous communiquer sur la recommandation de M. le Dr Lancereaux les deux clichés qui ont été faits d'après nature à propos de cette malade. Ils sont extraits de l'ouvrage en cours de publication. Lancereaux, *Anatomie pathologique,* Delahaye 1875.

tumeurs ne sont pas entièrement sphériques, mais ellipsoïdes avec un grand diamètre parallèle à la direction des fibres musculaires, ou des troncs vasculaires. Elles sont lisses, régulières, dures, résistantes, mobiles, indolentes même à la pression la plus énergique. Leur siége dans les aisselles et dans les aines nous fit songer tout d'abord à une hypertrophie des glandes lymphatiques; mais leur existence à l'avant-bras et dans beaucoup d'endroits où les glandes font absolument défaut, dut nous faire éloigner cette première hypothèse, qui se rapprochait de celle qui a été émise dans le cas observé par Warthon. La pensée qu'il s'agissait ici de névrômes multiples était très-admissible; mais l'indolence des tumeurs, ainsi que leur grand nombre en des endroits où les troncs nerveux ne sont pas très-abondants, contribua à faire rejeter cette seconde hypothèse. D'un autre côté, il était difficile de croire à des fibrômes, vu la mobilité des tumeurs, même de celles qui se rapprochaient le plus de la peau. Nous nous décidâmes alors pour éclairer le diagnostic à faire l'incision de ces productions, et, à cet effet, nous choisîmes l'une d'elles superficiellement située à la face antérieure de la cuisse droite.

Cette tumeur pressée entre les deux doigts de la main gauche, fut ponctionnée à l'aide d'une lancette; il s'en écoula un liquide clair, limpide et transparent; la pression fit sortir en même temps une membrane transparente ou opaline, sorte de paroi kystique, qui fut examinée au microscope. Ce kyste présentait deux parties; une première poche plus grande se trouvait incisée, et dans son intérieur, il existait une poche plus petite. L'examen de la première de ces poches nous porta à songer à un ver vésiculaire; la seconde en nous permettant de voir les crochets de ce ver, nous fit reconnaître l'existence d'un cysticerque; et comme il y avait tout lieu de croire, que les nombreuses tumeurs présentées par notre malade, ne différaient pas de celle-ci, le diagnostic porté fut : ladrerie.

Toutefois la malade, effrayée par l'opération nullement sanglante qui lui avait été faite, mais surtout inquiète de l'intérêt que nous offrait son affection, demanda sa sortie. On l'engagea à revenir, et le 5 janvier, se trouvant sans ressource, elle demanda une nouvelle admission.

L'état dans lequel nous la trouvons à cette époque est le suivant :

Embonpoint médiocre, légère décoloration des téguments, dyspnée et essoufflement pendant la marche et dans l'action de monter un escalier, diminution des forces musculaires pendant environ un an et fatigue rapide, principalement aux membres inférieurs.

Le tissu cellulaire sous-cutané et intermusculaire est le siége de petites tumeurs olivaires, très-dures, mobiles et absolument indolentes ; les unes saillantes sous la peau, les autres plus profondément situées et faciles à sentir sous les doigts.

Les pieds sont exempts de ces tumeurs qui apparaissent en avant des malléoles, au niveau des gaînes tendineuses, et que l'on sent en grand nombre dans le tissu cellulaire sous-cutané et intermusculaire des régions antérieures et postérieures des deux jambes. Les muscles de la cuisse, le triceps crural notamment, sont farcis des mêmes tumeurs, ainsi que les muscles fessiers.

Dans les aînes, ces tumeurs sont en grand nombre et situées sous le fascia lata. Le tissu sous-cutané de l'abdomen renferme plusieurs kystes mobiles, fermes et de petit volume ; la main appliquée au niveau des muscles abdominaux perçoit facilement la sensation des mêmes tumeurs très-nombreuses, dans les interstices de leurs faisceaux. Les muscles du dos n'en sont pas davantage préservés ; mais les muscles du thorax et les pectoraux surtout sont presque entièrement étouffés par ces mêmes lésions. La main, appliquée à plat sur ces muscles perçoit, pour ainsi dire, une sensation analogue à celle qu'elle éprouverait en pressant un sac de noix. Les membres supérieurs présentent un grand nombre de ces tumeurs superficiellement situées, et disposées suivant la direction des vaisseaux. Dans les aisselles, les fosses sus-claviculaires, et en général dans le tissu cellulaire sous-cutané, comme dans les muscles du cou, ces tumeurs sont extrêmement abondantes. Elles se retrouvent aussi nombreuses sous la mâchoire inférieure, où quelques-unes sont apparentes sous la peau. L'une d'elles, au contraire, fait saillie à gauche sous la langue et rappelle l'importance attachée à ce siége chez le porc, d'où la fonction des *jurés langueyeurs* d'autrefois. Les masséters en renferment un certain nombre ; mais les tissus de la tête paraissent en être exempts.

Le nombre des tumeurs ainsi situées dans le tissu cellulo-adipeux, dans les muscles ou dans le tissu conjonctif intermusculaire, est tellement considérable, qu'on peut sans exagération les évaluer à plus d'un millier. Les désordres qu'elles déterminent sont néanmoins insignifiants, nuls pour ainsi dire ; ils consistent uniquement dans un sentiment de fatigue et de pesanteur, qui depuis quelque temps se fait sentir surtout à la partie supérieure des cuisses, beaucoup plus rarement dans les jambes. D'ailleurs, non-seulement la plus forte pression exercée sur ces tumeurs ne produit aucune sensation douloureuse, mais les tissus au sein desquels elles sont développées n'en souffrent en aucune façon : leur mobilité est le meilleur indice du peu d'irritation qu'elles déterminent dans leur voisinage.

Dire si les organes internes sont complétement exempts de ces parasites est chose difficile. La vue n'est pas troublée et l'examen ophthalmoscopique des yeux pratiqué par M. le Dr Giraud-Teulon et par moi, a montré qu'il n'y avait dans ces organes aucun cysticerque, toutefois les papilles optiques ont paru légèrement hypérémiées. La malade se plaint d'avoir été plusieurs fois atteinte de vertiges ; mais loin de suivre une marche ascensionnelle, ce symptôme à plutôt diminué de fréquence, il n'est du reste accompagné d'aucun autre trouble. Le pouls est normal et le cœur ne présente pas de désordres appréciables. Il existe néanmoins une toux sèche ou accompagnée de crachats muqueux, un léger degré de dyspnée, et il se produit facilement de l'oppression pendant la marche ; l'examen physique du poumon, il est vrai, ne révèle aucun signe certain d'altération, pourtant la base droite donne un peu moins de son à la percussion, les râles muqueux y sont quelquefois perçus par l'oreille, et l'expansion vésiculaire est affaiblie. Le foie ne dépasse pas le rebord costal ; les urines sont normales, la miction est facile. La rate présente un volume ordinaire. La menstruation, irrégulière, est quelquefois accompagnée de coliques, plus ou moins vives, quoique l'utérus paraisse sain. L'appétit est conservé, mais il n'est pas rare de voir se produire un léger état suburral des voies digestives ; les matières fécales ne renferment aucun fragment de tænia.

Le péritoine et les plèvres sont intacts; et par conséquent l'existence de cysticerques dans les organes internes n'est nullement prouvée.

Tel était encore l'état de cette malade lorsqu'elle fut présentée par nous à l'Académie, le 13 février dernier (1).

(1) M. le Dr Lancereaux, consigna ensuite le fait dans un *Mémoire sur la ladrerie*, qu'il lut devant l'Académie dans la séance du 27 mai 1872.

Quelques-uns des membres de cette savante compagnie conservant des doutes sur la nature des tumeurs observées chez cette femme nous la décidâmes à se laisser enlever un nouveau kyste. M. le professeur Richet voulut bien procéder lui-même à cette opération, qu'il pratiqua un peu au-dessus et en avant du poignet droit. Ainsi qu'il était arrivé la première fois, le kyste laissa échapper un liquide clair et transparent, et M. Collin, qui prit la peine d'en faire la préparation, montra sous le champ du microscope le cysticerque tout entier. Celui-ci renfermé dans une vésicule intérieure, elliptique, pourvue d'un pertuis très-petit, présente une tête ou scolex munie de quatre ventouses et d'une probocide armée d'une double couronne de crochets au nombre de vingt-neuf, dont quatorze grands, long de $0^{mm}179$, et quinze petits, longs de $0^{mm}113$. Son corps est cylindrique, plissé transversalement et incrusté de corpuscules calcaires. Notre diagnostic se trouvait ainsi confirmé.

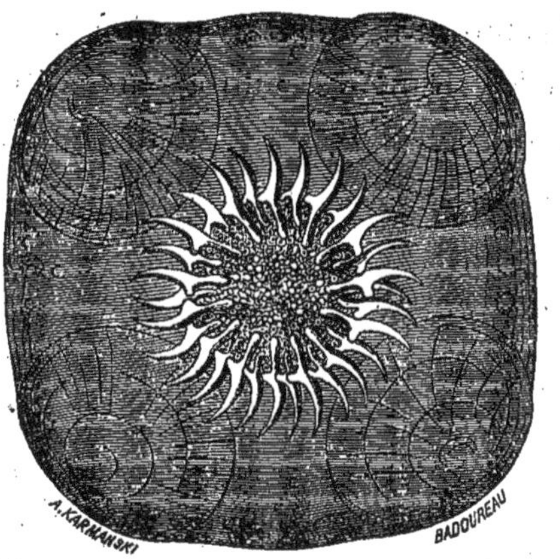

En résumé, une femme portait, depuis plus de deux ans, des tumeurs disséminées sous la peau et dans les muscles, sans éprouver d'altération notable dans sa santé. Quelques vomissements, causés par une hernie, l'ayant amené à l'hôpital, nous fûmes frappé de la multiplicité de ces tumeurs et de leur indolence ; aussi malgré une consistance qui rappelait celle des fibrômes, il paraît nécessaire pour éclairer le diagnostic, de faire une incision sur l'une d'elles. Cette incision, pratiquée à l'aide d'une lancette, donna issue à un liquide clair, transparent et à une membrane ou poche kystique qui, examinée au microscope, permit de constater l'existence d'un cysticerque.

En dehors de l'intérêt particulier qu'il présente, ce fait montre bien l'importance de l'application du microscope à la clinique, et en effet, jusqu'à ce jour, les cas du même genre n'ont guère été observés qu'après la mort. L'observation qui suit en est un exemple, elle trouve naturellement sa place ici, puisqu'elle donne les caractères anatomiques de la ladrerie, qui font défaut dans notre cas. Lancereaux. *Archiv. de Médec.*, 1872, t. XX, p. 545-549).

M. le Dr Lancereaux a eu l'occasion de revoir plusieurs fois depuis la malade dont il a donné l'observation. Je tiens de lui-même, que lorsqu'il la revit pour la dernière fois, deux ans après, en 1874, il la trouva dans un état de santé relativement satisfaisant. Les symptômes de lassitude et de fatigue étaient allés en diminuant et avaient presque disparu ; d'autre part, les tumeurs semblaient s'être affaissées et avoir subi une sorte de régression. Depuis lors, la malade a été complétement perdue de vue.

OBSERVATION III

Pierre Massot, âgé de 77 ans, fut reçu à l'Hôtel-Dieu le 30 novembre 1862. A son entrée dans la salle Saint-Bruno, on constata un catarrhe pulmonaire avec une faiblesse générale considérable ; cependant le malade était encore capable de se lever. Le 9 février 1863, en allant à la chaise, il fit une chute et se fractura le col du fémur gauche. Aussitôt après cet accident, il fut transporté dans le service de M. Delors, qui le fit placer dans une grande gouttière de Bonnet.

De petites tumeurs, disposées en chapelet sur la poitrine, le long des bras, aux coudes et dans les aisselles, attirèrent de suite l'attention de M. Delore. Un œdème considérable empêchait d'en observer sur les membres inférieurs. Ces tumeurs étaient sous-cutanées : elles n'adhéraient ni à la peau ni aux parties profondes ; quelques-unes semblaient reliées entre elles par des liens fibro-cellulaires ; car les mouvements se transmettaient facilement des unes aux autres. La peau qui les recouvrait n'offrait aucune altération ; elles avaient le volume d'un haricot, elles étaient très-dures et l'on ne pouvait y percevoir la moindre fluctuation. Par voie d'exclusion, on pensa qu'il s'agissait là de tumeurs fibro-plastiques.

Peu après son admission dans le service de chirurgie, l'affaissement du malade devint de plus en plus profond. Les sphincters avaient perdu toute tonicité; aussi l'urine et les matières fécales s'écoulaient-elles sans qu'il en eût conscience. Il était constamment plongé dans la somnolence. La vue et l'ouïe étaient très-affaiblies; les facultés intellectuelles paraissaient aussi altérées; cependant ses réponses avaient encore un certain sens. Il se plaignait vaguement de vives douleurs, que l'on pensait dues à une vaste escharre qu'il avait au sacrum. Tous ces phénomènes généraux pouvaient être attribués à la vieillesse de notre malade, en même temps qu'à son catarrhe, à sa fracture de cuisse et à l'immobilité qui en était la conséquence. La mort survint le 16 avril.

Autopsie. — Trente heures après la mort on fit l'examen des tumeurs, et M. Delore reconnut aussitôt qu'elles étaient dues à des cysticerques. Dès lors on procéda à un examen très-minutieux, avec l'aide de M. le docteur Bertholus, qui est très-expert dans les questions helminthologiques. On découvrit plusieurs cysticerques dans le tissu conjonctif sous-cutané. Les muscles étaient pâles, décolorés et se déchiraient facilement. Tous les muscles du tronc et des membres nous présentèrent de nombreux cysticerques; le diaphragme en contenait un très-gros, à peu près du volume d'une amande. Nous en avons extrait 900 des muscles, ce qui nous permet d'évaluer à 2,000 les cysticerques du tissu conjonctif sous-cutané, sous-aponévrotique et intermusculaire, en tenant compte approximativement de ceux que nous avons laissés. Ils occupent surtout les points d'insertion des muscles; leur plus grand diamètre est dirigé parallèlement aux fibres qu'ils écartent sans les détruire; ils sont aussi logés dans les espaces intermusculaires.

Les os dans lesquels nous étions autorisé à en soupçonner, à cause de la facilité avec laquelle s'était produite la fracture, n'en présentaient pas. Le col du fémur était fracturé en dehors de la capsule, et le grand trochanter était détaché de la diaphyse; la consolidation n'avait pas eu lieu; mais il n'y avait aucun cysticerque soit dans l'épaisseur des fragments, soit dans le canal médullaire. Les yeux n'en contenaient point. Il n'y en avait qu'un à la base de la langue, qui est toujours infectée chez le porc ladre. Il est vrai que jusqu'ici il n'y a qu'une observation de cysticerques de la langue; elle est rapportée par Rudolphi.

Le foie était intact et tout à fait normal. La rate et les reins en étaient aussi exempts ; ceux-ci présentaient à leur surface de nombreux kystes. Le pancréas contenait un cysticerque. Le mésentère en était littéralement farci. Les parotides en renfermaient plusieurs. Trois ou quatre furent trouvés sur les côtés du larynx ; seize dans les poumons, soit à la surface, soit dans l'épaisseur même du tissu pulmonaire. Le cœur en avait un placé superficiellement dans sa paroi antérieure. Les intestins, soigneusement lavés et examinés, ne contenaient ni tænias ni vers d'aucune espèce. Dans les centres nerveux nous avons trouvé 111 cysticerques ainsi répartis : 22 pour les méninges, 84 pour le cerveau, 4 pour le cervelet, 1 pour la moelle allongée. La moelle incomplétement examinée, ne paraissait pas en renfermer.

A la surface du cerveau on voyait un assez grand nombre de cysticerques qui s'étaient creusé une petite cavité dans la substance des circonvolutions ; d'autres apparaissaient, par transparence, à travers une mince couche de substance cérébrale. Un accident arrivé à la préparation nous met dans l'impossibilité de rapporter à chaque partie les cysticerques sortis du cerveau ; cependant, il est possible d'affirmer que les ventricules, les plexus choroïdes et les couches optiques en contenaient un certain nombre. Le cerveau était mou et diffluent.

Description des cysticerques. — Suivant leur siége, ils présentent des différences de forme et de consistance. En général, ils se rapprochent tous plus ou moins de la forme d'une capsule de copahu très-allongée, dont le grand diamètre varie de 15 à 30 millimètres ; le petit, de 5 à 6 millimètres. Ceux du cerveau s'éloignent beaucoup de ce type général ; les uns ont des expansions vésiculaires, d'autres un étranglement qui semble les diviser en deux, en forme de bissac.

La résistance de la vésicule est plus ou moins grande, suivant le tissu qu'elle occupe. A travers ses parois transparentes on aperçoit un petit corps blanchâtre du volume d'un grain de millet : c'est le scolex. Dans le point où celui-ci se rattache à la vésicule, on voit un petit pertuis qui est l'orifice d'invagination de l'animal.

Grâce aux habiles préparations microscopiques de M. le docteur Bertholus, nous avons pu observer la structure de l'animal. Sa longueur varie de 10 à 15 millimètres, et sa largueur de 2 à 3 ; la tête est munie de quatre ventouses et d'une double rangée de crochets, dont le nombre oscille entre 30 et 34. Autour des ventouses, on aperçoit de petits canaux qui s'anastomosent entre eux, pour en former deux plus larges qui longent tout le corps. Celui-ci renferme un grand nombre de petites granulations calcaires, et est sillonné de plis transversaux dus à la position que prend le scolex invaginé. Plusieurs de ces animaux ont été trouvés vivants.

Nous avons rencontré quatre cysticerques qui avaient subi complétement la tranformation calcaire, tout en conservant leurs formes, et qui ressemblaient à des calculs. (MM. Delore et Bonhomme, *Archiv. gén. de Méd.*, 1865, vol. I, pag. 355.)

OBSERVATION IV

Dufour (Clarisse) âgée de 28 ans, journalière, d'une taille moyenne, yeux bruns, cheveux bruns, embonpoint médiocre, entre le 10 février 1852, à l'hôpital de la Charité, salle Saint-Basile, n° 31, service de M. Rayer.

Habituellement d'une bonne santé, il y a sept ans, cette femme fut atteinte d'une maladie grave qui la força à garder le lit pendant près d'un mois ; pendant plus de deux septénaires, elle eut dit-elle une perte de la voix presque complète ; elle était si enrouée qu'elle ne pouvait parler, cependant elle ne toussait pas. Pendant cette maladie, dont elle ne se rappelle pas nettement les principaux symptômes, elle n'eût jamais de perte de connaissance ou de mémoire.

Depuis sept ans elle habite constamment Paris. Son père et sa mère jouissent d'une bonne santé ; elle n'a jamais entendu dire que personne dans sa famille, fût atteint de ver solitaire ou souffrît d'attaques d'épilepsie.

La malade fait remonter le début de la maladie actuelle à vingt-deux mois, époque à laquelle elle fit un court séjour dans son pays natal. Sans aucun symptôme prodromique notable, elle vit survenir des attaques qui se sont répétées plusieurs fois depuis vingt-deux mois, — la dernière étant survenue il y a six semaines. La malade peut prévoir en général l'attaque qui va se manifester ; dans la dernière, elle éprouva d'abord la sensation d'un corps roulant dans l'abdomen, puis elle perdit tout à coup connaissance. Jamais elle n'a été atteinte de ces attaques pendant ses occupations, ni dans la rue. Un malaise marqué, des sensations insolites dans l'hypogastre, indiquent en général le début de la convulsion. Une fois elle fut atteinte de convulsions pendant la nuit ; elle était couchée à côté de son mari, ne s'aperçut de rien et aurait ignoré l'existence de cette attaque si elle n'en avait été informée par ce dernier. Pendant l'attaque, la malade perd toute sa connaissance ; les mouvements qu'elle exécute sont, dit-elle, assez intenses ; cependant une seule personne suffit pour la maintenir en place. Dans la dernière attaque, dit-elle, sa bouche a été déviée ; une seule fois, et cela dans l'avant-dernière attaque, elle s'est mordu la langue. La durée des attaques varie beaucoup ; la première s'est prolongée, suivant elle, pendant quatre heures, une autre six heures, la dernière n'aurait duré que dix minutes.

La première attaque a été séparée de la deuxième par un intervalle de trois mois ; depuis, elles s'éloignent plutôt qu'elles ne se rapprochent. Après chaque attaque, la malade éprouve une céphalalgie gravative, très-pénible, elle demeure courbaturée pendant cinq à six jours ; sa mémoire est complétement perdue, sa vue très-affaiblie ; ces accidents diminuent graduellement après chaque attaque, sans néanmoins laisser jamais à la malade le libre exercice des sens comme avant la manifestation des attaques épileptiformes.

Depuis le début de la maladie, la femme Dufour éprouve constamment une céphalalgie générale gravative, principalement sus-orbitaire, s'exaspérant par moment sous forme d'élancements, qui jamais n'ont eux-mêmes de siége bien fondé. La vue est considérablement affaiblie depuis la même époque, au point qu'elle a maintenant de la peine à enfiler des aiguilles fines, ce qu'elle faisait auparavant facilement ; fréquemment elle éprouve, même pendant la journée, des sensations lumineuses dans les yeux, comme des étoiles qui passent.

L'ouïe est souvent obtuse, et souvent elle éprouve des bourdonnements dans les oreilles. La mémoire, excepté à la suite des attaques épileptiformes, est toujours bonne, seulement la malade a remarqué un grand changement dans son caractère ; — ainsi elle se met actuellement en colère pour un motif souvent insignifiant, ce qu'elle ne faisait pas auparavant. Les forces ont diminué d'une manière marquée depuis vingt-deux mois ; elle reste difficilement debout un temps prolongé, à cause de la fatigue générale qu'elle éprouve rapidement ; d'habitude elle ne ressent pas de douleurs dans les membres, seulement elle éprouve parfois des fourmillements dans les jambes.

L'appétit, depuis le début de la maladie, est très-variable, souvent très-peu marqué, et d'autre fois au contraire exagéré ; jamais elle ne vomit ; souvent la malade a la sensation de quelque chose qui l'étrangle et qui remonte de l'estomac, ajoute-t-elle. Après l'alimentation, qu'elle mange peu ou beaucoup, la femme Dufour ressent souvent des frissons vagues qui durent dix minutes ou un quart d'heure ; elle assure que ce même phénomène ne se produisait pas avant le début de la maladie qui l'amène à l'hôpital. Jamais elle n'accuse de démangeaison à l'orifice antérieur du nez. Coliques fréquentes, se localisant principalement dans le côté gauche du ventre, jamais assez fortes pour constituer autre chose qu'une gêne passagère. Constipation habituelle, selles souvent séparées par un intervalle de vingt-quatre heures. Pas de battements de cœur habituels ; pas de douleurs d'aucune espèce dans la région du cœur.

La malade, sur l'avis de plusieurs médecins, a pris plusieurs fois de la racine de grenadier, puis du kousso. Une seule fois elle rendit, dit-elle, un ver solitaire ; c'était après la première dose de racine de grenadier, qui lui occasionna de violentes coliques. Nous n'avons pas vu nous-même ce ver ; cependant nous devons ajouter que l'année suivante, après la mort de la femme Dufour, son mari nous assura avoir vu également ce ver, qui avait été conservé et qu'il croyait nous avoir été apporté à l'hôpital.

Entrée à l'hôpital le 10 février, la femme Dufour se plaignait d'une céphalalgie constante et de coliques dans l'abdomen, en outre sa vue était toujours faible. L'examen du thorax et de la région précordiale ne révèlent aucun symptôme morbide.

Dans l'espace de quinze jours on lui administra des tænifuges variés, qui n'amenèrent aucune expulsion de vers.

Le 2 mars 1852, elle quitta l'hôpital de la Charité.

Le 10 février 1853, dans l'après-midi, la femme Dufour était de nouveau admise à la Charité et couchée au même lit de la salle Saint-Basile, dans le service de M. Rayer.

Suivant le dire de la malade, les attaques épileptiformes se seraient encore répétées plusieurs fois après son séjour à la Charité, puis auraient complétement disparu depuis huit mois. Pendant cette période, elle aurait joui d'une bonne santé, éprouvant encore néanmoins par moments de la céphalalgie et des troubles de la vue. Elle est actuellement enceinte de cinq mois.

Le 8 février, apparition nouvelle d'attaques épileptiformes, analogues à celles qu'elle avait éprouvées autrefois. Depuis, ces attaques se sont renouvelées chaque jour, même encore ce matin, ayant les mêmes caractères que celles de l'an dernier. Ces dernières attaques ont été suivies d'une faiblesse beaucoup plus marquée; dans leur intervalle, la vue était presque complétement perdue. La céphalalgie persistait générale, gravative et très-incommode.

Le 10 février au soir, nous trouvons la malade dans l'état suivant : face colorée, pupilles dilatées, peu mobiles, mais également des deux côtés; vue peu distincte; aucune roideur des membres, pas d'anesthésie. La malade a été constamment maintenue dans son lit avec des liens; elle s'agitait beaucoup déjà au moment où elle fût admise à l'hôpital. D'après les personnes du service, la malade s'agitait convulsivement; sa face était agitée de mouvements marqués, la peau du visage fortement congestionnée, les lèvres couvertes d'écume. Le soir, le pouls est à 92. La connaissance est revenue, d'une façon incomplète, depuis une heure environ; cependant la mémoire est très-affaiblie. Pendant la nuit, la malade demeure dans l'état où nous l'avons trouvée.

Le 11 février, vers huit heures du matin, elle fut prise, tout-à-coup d'une nouvelle attaque, avec mouvements convulsifs assez violents, suivis d'un coma profond. Nous la vîmes dans cet état : absence complète de connaissance, immobilité, décubitus dorsal, face légèrement violacée, pupilles immobiles et largement dilatées, ouverture buccale couverte de mousse. Pouls fréquent, à 130, peu développé, peu fort, respiration stertoreuse. Saignée du bras de 400 grammes. La saignée coule bien, mais n'amène aucun changement dans l'état comateux.

Morte le 11 février à 11 heures du matin.

Autopsie. — Ouverture du cadavre 25 heures après la mort. Temps froid et sec. Roideur cadavérique marquée; aucune trace de putréfaction.

Tête. — Rien d'anormal dans les téguments du crâne ou dans la boîte osseuse. Injection considérable des vaisseaux de la pie-mère, surtout à la convexité. A travers la transparence des enveloppes cérébrales, on constate, situées au-dessous d'elles, de petites masses blanchâtres, opaques, du volume d'un petit pois, entourées d'un petit semis blanchâtre de fibrine. A ce niveau les membranes s'enlèvent difficilement de la surface de la pulpe cérébrale. Pas de traces de dépôt purulent dans l'épaisseur des membranes, pas d'épanchement sous-arachnoïdien anormal en quantité ou en qualité. Les petites masses indiquées plus haut, comme visibles à travers les membranes, sont placées ou dans l'épaisseur de la pie-mère elle-même, ou dans le parenchyme du cerveau ; quelques-unes même sont complètement entourées par la pulpe nerveuse. On en compte dix-sept à la convexité, du cerveau ou dans l'épaisseur de la substance cérébrale avoisinant la convexité, une dans le corps strié et une autre dans la couche optique gauche, trois dans la partie supérieure du cervelet, aucune dans le bulbe, la protubérance ou les pédoncules, ou bien à la base libre de l'organe. Ces petites masses sont formées par une coque membraneuse jaunâtre, assez ferme, que l'on peut écarter pour apercevoir à l'intérieur un corps membraniforme un peu plissé sur lui-même.

En l'étalant dans l'eau, on constate qu'il est formé par un cysticerque parfaitement reconnaissable à sa vésicule caudale volumineuse et à sa tête, qui l'est beaucoup moins. La plupart des cysticerques que l'on examine offrent une rétraction de la tête, si bien que la couronne de crochets se voit mal ; cependant sur quelques-uns on parvient à la faire sortir, et l'on reconnaît alors la couronne de crochets double. Quelques-uns de ces crochets manquent, et sur aucun cysticerque nous n'avons pu rencontrer une couronne parfaitement intacte.

Aucun ramollissement de la pulpe cérébrale à sa circonférence ou dans son épaisseur, même au voisinage des cysticerques. Le tissu de la moelle est sain. Le larynx, le cœur, le foie, la rate, les poumons, les reins, l'intestin, l'utérus et la vessie ne présentent aucune trace de cysticerques.

Les muscles des membres supérieurs et inférieurs et les pectoraux contenaient de nombreux cysticerques, de forme plus allongée extérieurement que ceux du cerveau. L'animal, lui-même, plissé, offrait la même conformation que ceux que l'on trouvait dans l'appareil central de l'innervation. Dans les muscles des membres, nous avons pu rencontrer plus d'une vingtaine de cysticerques, tous situés dans les muscles. Ceux-ci ne présentaient aucune altération de structure. Pas de cysticerques dans le tissu cellulaire. (*Gazette médicale de Paris*, M. Leudet 1853, p. 380.)

Nous devons à l'obligeance de M. le Dr A. Sévestre, chef de clinique de la Faculté, l'observation suivante communiquée à la Société anatomique, dans la séance du 4 décembre 1875:

OBSERVATION V

Monnerault Victor, âgé de 24 ans, pâtissier, entre le 9 novembre, dans le service de M. le professeur G. Sée, à l'hôpital de la Charité, salle Saint-Charles, n° 8. Bien portant jusqu'à ces derniers temps, ce jeune homme ne se rappelle pas avoir eu jamais de maladie sérieuse. Il y a trois semaines seulement, pour la première fois, il a été pris de céphalalgie, et ses douleurs ont depuis cette époque persisté avec la même intensité ; en même temps l'appétit s'est perdu, et il a eu, à différentes reprises, quelques vomissements alimentaires et bilieux. Tous ces accidents auraient débuté, au dire du malade, à la suite d'un surcroît de travail ; il y huit jours, ayant été également surmené, par suite des préparatifs d'un grand repas, il a remarqué une aggravation notable des symptômes. Du reste il dit n'avoir jamais eu de fièvre, et se plaint à peu près exclusivement de la douleur de tête.

Cette céphalalgie est en effet, continue et très-intense ; mais est peut-être un peu plus marquée à la région frontale, elle existe la nuit aussi bien que le jour, sans présenter une intensité plus grande à ce moment. Le front est plissé, et le malade se couche volontiers sur la face comme pour éviter la lumière ; lorsqu'il est dans le décubitus dorsal, il porte la main au devant de ses yeux. Il paraît anxieux, et répond assez mal aux questions qu'on lui pose.

La langue est blanche et humide, un peu étalée ; le ventre est souple, non douloureux à la pression, ni spontanément ; les selles sont normales, plutôt un peu rares.

L'auscultation des poumons ne révèle rien d'anormal ; à l'auscultation du cœur, on trouve à la base un souffle doux, évidemment anémique. Du reste, le malade est très-pâle, les muqueuses sont peu colorées. Le pouls est à peu près normal, un peu faible, à 76 puls. La température est de 38°, le soir de l'entrée. Rien dans les urines.

Le 10 novembre, le malade est dans le même état, se plaignant toujours de la céphalalgie. Il n'a pas dormi cette nuit, et a eu le matin un vomissement. T. 38°2. Soir T. 38°4.

M. Sée, après avoir discuté le diagnostic, ainsi que nous le verrons plus loin, et tout en faisant quelques réserves relativement à l'existence d'une lésion encéphalique, s'arrête à l'idée d'une courbature chez un jeune homme atteint d'anémie professionnelle. Prescription : fer réduit, 1 gr. en 2 paquets, bromure de potassium 3 gr.

Le 11 novembre, on note une persistance de la céphalagie, qui est même peut-être plus intense que la veille, et une prostration assez marquée. T. 37°4.

Le soir, la température est à 38°; mais le pouls a subi une modification importante. On trouve en effet seulement 50 puls. sans qu'il y ait d'ailleurs d'irrégularité. Les bruits du cœur sont normaux, sauf le premier qui est légèrement soufflant à la base. Le malade ne présente du reste aucun phénomène nouveau. La céphalagie persiste ; il y a eu dans la journée deux vomissements ; mais il n'existe aucun trouble spécial des fonctions de l'encéphale. Les pupilles sont égales, moyennement dilatées et contractiles ; la sensibilité est normale partout, et l'on ne constate nulle part d'anesthésie ou d'hypéresthésie ; il n'y a pas non plus de contracture ni de paralysie ; cependant la lenteur des pulsations, jointe à la persistance de la céphalagie et des vomissements fixe davantage l'attention sur la possibilité d'une méningite, discutée ce matin.

Le 12 novembre, le doute n'est plus permis. En effet, on trouve à la visite le malade plongé dans un coma profond, et absolument incapable de répondre. La sensibilité est un peu obtuse, et des excitations assez fortes ne provoquent de légers mouvements qu'au bout de quelques instants. Les membres présentent un certain degré de contracture, notablement plus marquée du côté droit : ainsi, l'on a peine à étendre sur le bras droit l'avant-bras qui est dans la demi-flexion, et la jambe du même côté est maintenue dans l'extension ;

à gauche il existe seulement un peu de raideur. La contracture paraît moins marquée dans les muscles de la face ; cependant les mâchoires sont assez fortement rapprochées, mais non d'une façon continue. Du reste, pour les membres la contracture est aussi un peu irrégulière, et par instants on trouve au lieu de contracture une inertie musculaire.

Les pupilles sont dilatées et se contractent très-facilement sous l'influence d'une lumière assez vive. Le malade a uriné sous lui. La température est de 40°2, le pouls à 72 puls. Une heure après, le malade succombe, sans avoir présenté aucun phénomène nouveau. La nuit avait été, paraît-il, assez tranquille, et les phénomènes, signalés plus haut, auraient débuté deux ou trois heures seulement avant la visite.

Autopsie. — Encéphale. — L'incision de la dure-mère donne issue à une assez grande quantité de pus un peu sanguinolent, et l'encéphale enlevé est aussi recouvert sur toute la surface d'une nappe de pus ; mais il est facile de constater que ce pus est seulement étalé à la surface, et non infiltré dans la pie-mère. Il semble, en effet, s'échapper d'un certain nombre de poches creusées à la superficie du cerveau, et qui seront décrites plus loin.

La pie-mère est un peu plus vascularisée qu'à l'état normal ; mais de plus, à la face interne des deux hémisphères vers leur partie moyenne, on trouve outre une vascularisation intense, une couche pseudo-membraneuse dans l'étendue de 6 à 8 centimètres carrés.

Les poches kystiques se trouvent disséminées sur la surface des hémisphères, et présentent toutes des caractères analogues, que nous signalerons après avoir indiqué leur siége. Sur l'hémisphère gauche, on trouve deux poches : l'une du volume d'une noisette, se trouve sur le bord supérieur du cerveau, au niveau de la scissure pariéto-occipitale ; une autre allongée, ayant 3 à 4 centimètres de long sur 1 centimètre et demi de large, occupe la portion de la scissure calloso-marginale située au-dessous du lobule paracentral.

L'hémisphère droit présente cinq poches : l'une d'elles du volume d'une petite noisette, non encore rompue au moment de l'examen, occupe le bord supérieur du cerveau, immédiatement en avant du lobule paracentral, empiétant à la fois sur la face interne et sur la face externe de l'hémisphère. Il en existe une autre à la face interne, au niveau de la scissure pariéto-occipitale. Enfin sur la face externe du même hémisphère se trouvent trois poches allongées, qui se touchent presque et sont disposées d'avant en arrière dans le lobe sphénoïdal, le long de la scissure située au-dessous de la scissure parallèle.

Des coupes faites en différents points du cerveau permettent de constater que nulle part ailleurs il n'existe de poches semblables.

Ainsi :

1° Ces poches sont toutes placées à la surface de l'encéphale, et toutes aussi sont, pour ainsi dire, à cheval sur une scissure.

2° Toutes (sauf celle qui n'était point encore rompue) ont des parois déchiquetées et semblent creusées dans la substance des circonvolutions ; aucune d'elles ne va jusqu'à la substance blanche ; cependant, il existe une altération évidente du tissu de l'encéphale au voisinage de ces cavités. La couche la plus superficielle, en contact avec le pus, est molle, tomenteuse, et présente une teinte d'un gris rougeâtre ; cette altération ne dépasse pas 2 ou 3 millimètres ; au-delà, le tissu est assez ferme ; mais présente une coloration d'un jaune un peu rosé, qui va en diminuant progressivement, et cesse à un ou deux centimètres de la surface.

Ces lésions sont évidemment de nature inflammatoire ; mais le point délicat est relatif à la nature de cette encéphalite, et l'embarras serait grand, si l'on ne trouvait l'explication de ces lésions dans la petite poche qui n'était pas encore rompue après l'ablation du cerveau, et qui est alors ouverte. Cette poche présente une paroi assez dense, fibreuse, épaisse d'un millimètre environ, et se trouve remplie par un liquide opalescent, légèrement purulent ; de plus, cette poche est tapissée à sa face interne, par une membrane blanche offrant à l'œil nu et au microscope tous les caractères des membranes hydatiques. On trouve en outre dans cette membrane, un épaississement qui, disséqué et examiné au microscope, est reconnu pour un cysticerque avec ses quatre oscules et sa couronne de crochets.

En examinant la poche avec plus de soin, on reconnaît alors qu'elle s'est développée dans la pie-mère, épaissie à ce niveau, et qu'elle a refoulé les circonvolutions, sans les détruire ; il est même assez facile d'enlever le kyste avec la pie-mère.

Le diagnostic de la lésion est alors évident, et l'on ne peut guère douter que les kystes purulents, situés aussi au niveau des scissures, ne soient des kystes hydatiques suppurés.

La protubérance et le bulbe, non plus que le cervelet et la moelle, ne présentent aucune altération appréciable. Il n'existe aucune différence de volume ni de coloration entre les deux moitiés de ces différentes parties du système nerveux.

On ne trouve pas davantage de lésion dans les autres organes, et en particulier par trace de kystes hydatiques. Le foie, la rate, les reins, les poumons et le cœur présentent tous les caractères de l'état normal. Les os n'ont pas été examinés, non plus que les muscles ; mais rien n'autorise à penser qu'ils contiennent des tumeurs analogues à celles de l'encéphale (1).

Réflexions. — L'observation qui précède est intéressante à plus d'un titre. Le diagnostic au moment de l'entrée ne pouvait guère être fait, et il eut été téméraire d'émettre autre chose que des hypothèses plus ou moins plausibles.

Dans la leçon qu'il fit à ce sujet, M. le professeur Sée écarta tout d'abord l'hypothèse d'une céphalée syphilitique. La douleur ne présentait point les caractères habituels dans cette affection, et l'on ne trouvait du reste aucune autre manifestation syphilitique. La possibilité d'une lésion cérébrale, et particulièrement d'une méningite tuberculeuse fut discutée plus longuement : en effet, la méningite tuberculeuse a souvent, surtout chez l'adulte, un début insidieux, et elle peut exister sans fièvre ou avec une fièvre très-modérée; mais il n'y avait aucune raison d'incriminer la tubercule chez ce malade, et de plus les seuls symptômes qui pouvaient plaider en faveur d'une méningite, c'est à-dire la céphalalgie et les vomissements, trouvaient une explication beaucoup plus rationnelle dans une autre supposition. En effet, le malade a été surmené, et ce fait a pu suffire pour augmenter la céphalalgie déjà si habituelle chez les cuisiniers soumis aux vapeurs de charbon, et vivant presque constamment dans un air confiné ; il n'y a rien d'étonnant non plus à voir survenir dans ces conditions quelques vomissements. Aussi, tout en faisant quelques

(1) Nous croyons au contraire que l'examen des muscles aurait pu donner un résultat dans ce cas, aussi bien que dans d'autres que nous rapportons. (*Note de l'auteur.*)

réserves à l'égard d'une lésion cérébrale, et spécialement d'une méningite tuberculeuse, M. Sée crut pouvoir admettre plutôt qu'il s'agissait simplement d'une courbature chez un jeune homme atteint d'anémie professionnelle.

Le lendemain, l'existence d'une fièvre modérée et l'intensité de la céphalalgie ainsi que l'existence de vomissements, firent émettre quelques doutes sur la réalité de ce diagnostic ; mais le 11 novembre, l'existence d'une méningite devenait évidente, et M. Sée l'affirma, en portant un pronostic qui devait se réaliser quelques heures plus tard.

A l'autopsie, on trouva en effet une lésion cérébrale, mais la nature de cette lésion n'avait point été soupçonnée, et du reste il faut bien dire que d'après les quelques phénomènes nerveux observés pendant la vie, il aurait fallu beaucoup de hardiesse pour admettre des tumeurs hydatiques. Cependant, sous ce rapport, le fait qui vient d'être rapporté n'est pas absolument insolite, et dans des recherches que j'ai faites, et que j'ai l'intention de publier ultérieurement, j'ai trouvé un certain nombre de cas d'hydatides de l'encéphale qui ne se sont révélées par aucun symptôme, ou qui ont seulement donné lieu à des phénomènes absolument insignifiants.

On peut encore se demander, dans ce fait, à quelle époque et sous quelle influence s'est produite la suppuration des kystes ; mais ce sont là des questions auxquelles il semble bien difficile de pouvoir donner une réponse précise. (*Bulletins de la Société anatomique*, 1875).

OBSERVATION VI

Dans une séance du mois de juin 1862, M. E. Ordonnez présente à la Société de Biologie, au nom de M. Chaillou et au sien, un spécimen de l'entozoaire connu sous le nom de cysticercus cellulosæ. Il s'exprime ainsi :

Cet entozoaire a été trouvé dans les muscles d'un cadavre de jeune femme apporté à l'amphithéâtre de Clamart il y a quelques jours. Je copie en extrait une partie de la note qui m'a été communiquée par M. Chaillou à ce sujet.

« Dans la première semaine de mai 1862, on apporta à l'amphithéâtre de Clamart une femme adulte morte de péritonite à la suite d'un accouchement.

« L'autopsie avait été faite, tous les organes enlevés. La palpation des membres recouverts de la peau et du tissu cellulaire sous-cutané ne présentait rien d'anormal. Les membres ne présentaient point de traces d'application de topiques ou de révulsifs; ce qui donne à penser que cette jeune femme n'avait point accusé de douleurs de ce côté.

« Le cadavre était destiné à exercer les élèves à la médecine opératoire. En faisant une ligature on était tombé à côté d'un interstice musculaire. Les muscles fendus laissaient voir des vésicules transparentes, allongées, de 10 à 12 millimètres de longueur sur 5 à 6 de diamètre transversal.

« Le tissu cellulo-graisseux sous-cutané atteignait au moins 3 centimètres d'épaisseur. Des sections nombreuses, pratiquées dans toutes les directions et dans plusieurs régions, ne découvrirent aucune vésicule; mais on en trouvait à la partie superficielle des muscles, immédiatement au-dessous de l'aponévrose d'enveloppe.

« On rencontrait de ces productions morbides en grand nombre dans les muscles des membres inférieurs. On rencontrait jusqu'à 20 ou 25 vésicules dans un carré de 5 centimètres. On en trouva aussi dans les membres supérieurs, ainsi que dans les psoas iliaques. Les muscles de la plante des pieds n'en présentaient pas. » (*Compte-rendu de la Société de Biologie*, 3e série, tom. IV, 1862, page 76).

OBSERVATION VII

Au mois de novembre 1852, M. Leudet présente à la Société anatomique, un cœur remarquable par la présence de cysticerques dans ses parois.

« Je n'ai pas de renseignements. Ce cœur provient d'un malade mort dans le service de M. Andral. Je n'ai vu la pièce qu'après l'autopsie. On avait constaté une endocardite. Le cœur était mou ; en le palpant, j'ai reconnu une petite masse résistante à travers l'épaisseur des parois. J'ai alors disséqué l'organe avec soin, et j'ai constaté, à la base du ventricule droit, trois petites masses, formées par des vésicules transparentes. A leur niveau, on trouvait une petite plaque laiteuse sur la paroi interne du cœur, et en outre, une rougeur conformément étendue sur tout l'endocarde, avec quelques taches pseudo-membraneuses. J'ai poursuivi la dissection. En fendant le ventricule gauche, j'ai trouvé une nouvelle vésicule dans sa paroi ; en coupant le cœur en petits morceaux, j'en ai constaté onze en tout. J'ai reconnu la véritable nature de ces vésicules au microscope. J'ai vu l'animal et ses crochets, que j'ai même fait dessiner. Les faits de ce genre sont rares. M. Bouillaud en rapporte trois dans son ouvrage ; mais ces faits perdent beaucoup de leur valeur par le défaut de précision dans la détermination de leur position et de leur nature. Dans tous ces cas on a constaté une endocardite concomitante. » (*Bulletins de la Société anatomique*, 1852, 27e année, page 469).

Les trois observations suivantes sont extraites du compte-rendu des travaux de la Société médicale de Clermont, pendant l'année 1874. Je les dois à M. le docteur Nivet qui m'a communiqué un exemplaire de ce travail.

OBSERVATION VIII

Hydatide du cerveau, par M. Fredet.

L'individu qui fait le sujet de cette observation était âgé de 22 ans, fort et vigoureux, employé au chemin de fer de Lyon. Il tomba frappé de mort subite, à 500 mètres environ de la station du Cendre. Une fin aussi rapide émut vivement l'opinion ; notre confrère fut chargé par le parquet de Clermont de procéder à l'examen et à l'autopsie du cadavre.

Lorsqu'on le releva, le corps était couché sur les bords de la voie, la face contre terre ; les pieds touchaient presque le rail de droite, la tête tournée à l'ouest, les vêtements souillés de matières fécales. La surface du corps ne présentait aucune ecchymose ou lésion. L'évacuation subite des féces indique l'existence probable d'une affection cérébrale. Le crâne est ouvert, on trouve à la base du cerveau, à droite et à l'origine de la protubérance, une membrane flottante, représentant une poche de la grosseur d'une petite noix. Pour M. Fredet, la mort a été le résultat de la rupture de cette poche qui s'est accompagnée d'épanchement d'un liquide jaune citrin dans le 4e ventricule, ou de la modification subite imprimée à la circulation du fluide nerveux par la cessation brusque de la compression, phénomènes intéressant plus particulièrement les cellules cérébrales d'origine des nerfs pneumogastrique et spinal.

Vue a l'œil nu, la tumeur semble appartenir à la classe des tumeurs liquides; son enveloppe est constituée par une membrane blanchâtre, hyaline, transparente, molle au toucher, peu épaisse. On voit au centre un corps étranger blanchâtre, recourbé sur lui-même, libre par une extrémité, adhérente de l'autre à la paroi du kyste.

Examen au microscope. — Le corps étranger est placé dans de la glycérine, entre deux plaques de verre; on aperçoit des plissements nombreux qui peuvent simuler les anneaux du tænia; le côté libre est terminé par une ampoule sans plissements. A la partie moyenne, on constate la présence de quelques corpuscules calcaires, des crochets isolés et complets, munis du manche, de la garde et de la lame. Enfin, près du bord adhérent, on voit la couronne de crochets au centre de laquelle existe un dépôt de pigment noirâtre. Le parasite observé présente donc tous les caractères du cysticerque.

MM. Bourgade et Fourtaux regrettent qu'on n'ait pas déterminé l'état des viscères thoraciques et abdominaux.

M. Fredet répond que l'évacuation instantanée des fécès, l'avait mis sur la voie d'une affection cérébrale; ses prévisions s'étant vérifiées, il céda à la prière de la famille qui demandait que l'autopsie ne fût pas achevée. Il paraît que ce jeune homme accusait depuis quelque temps des phénomènes névralgiques du côté de la face; les personnes qui se trouvèrent avec lui quelques minutes avant la mort, constatèrent des contractions involontaires des muscles de la face avec déjettement de la tête à droite. Ce sont là autant d'indices qui nous permettent d'affirmer qu'il a dû succomber à l'affection cérébrale que nous venons d'exposer.

OBSERVATION IX

Le 18 septembre 1835, le nommé François Jorret, âgé de 43 ans, domicilié au Pecq, est entré à l'hôpital Beaujon dans le service de M. Martin-Solon. Il est ouvrier cérusier depuis le mois de décembre 1834, il a eu la colique de plomb quatre fois ; il a aujourd'hui des coliques sans constipation; la parole est traînante, les réponses justes et nettes ; il a en outre des douleurs dans la gorge ; l'haleine est saburrale, les dents sont noires et le ventre est rétracté. Jorret éprouve des étourdissements et une grande faiblesse quand il se met sur son séant.

Le 19 : étourdissements, bourdonnements d'oreilles, articulation des mots lente et difficile, pas de garde-robe. Le délire, passager depuis la veille, devient permanent ; il se complique d'une agitation telle, que pendant la nuit, on est obligé de lui mettre la camisole de force. La constipation persiste. Même état les jours suivants. Le 22, affaiblissement de la sensibilité, pouls filiforme, respiration stertoreuse : mort le soir.

Autopsie. — Le 23, pie-mère cérébrale infiltrée de sérosité limpide, présentant quatre points blancs qui marquent la place de cysticerques ladriques enfermés dans leur vessie et logés dans l'épaisseur de la pie-mère, au milieu des sillons qui séparent les circonvolutions.

Ces cysticerques dépriment un peu la matière grise du cerveau.

Dix autres kystes semblables sont situés dans l'épaisseur même de la substance grise ; quelques-uns arrivent jusqu'à la substance blanche. Ils sont régulièrement disposés à la surface des deux hémisphères.

Le cervelet, la protubérance et la moelle sont sains, pas de ramollissement, ni d'injection de la matière cérébrale autour des kystes.

Renseignements donnés par les camarades de ce malade : Jorret était ivrogne ; il a servi comme militaire pendant 12 ans, il n'avait pas d'attaques ; mais il était d'un caractère bizarre et par intervalles ses paroles étaient singulières.

OBSERVATION X

Le nommé Hardy, âgé de 56 ans, tueur de cochons chez un charcutier des barrières, est entré à l'hôpital Beaujon, le 15 novembre 1835, pour un érysipèle gangréneux, il est dans un état complet de délire.

Hardy, était ivrogne, d'un caractère assez gai ; il était sujet depuis un certain nombre d'années, à des attaques rares d'épilepsie. La maladie dont il est atteint est survenue à la suite d'un coup de pied de cochon reçu à la jambe.

Le 15 novembre, l'érysipèle occupe toute l'étendue du membre pelvien gauche ; certaines parties de la peau sont noirâtres et dénudées ; d'autres sont couvertes de phlyctènes remplies de sérosité roussâtre. La face est pâle, la parole traînante, la sensibilité et la contractilité sont diminuées, la langue est naturelle, les dents sont noires, etc. Le 17, le malade meurt des suites de l'érysipéle gangréneux.

Autopsie. — Le 19, on trouve les sinus veineux et les vaisseaux de l'encéphale injectés. Dans les méninges et dans l'épaisseur de la substance grise des lobes du cerveau, sous la pie-mère, on trouve 8 kystes de cysticerques, un seul est logé dans l'épaisseur de la substance blanche. Rien de notable dans les autres parties de l'encéphale, point d'altération du cerveau autour des cysticerques.

Quelques kystes ont été rencontrés dans l'épaisseur des muscles iliaque et psoas du côté gauche, d'autres dans l'épaisseur des muscles larges de l'abdomen du même côté. Les artères iliaques primitive et crurale sont ossifiées dans toute leur longueur, on ne trouve rien dans les veines.

Chacun des kystes dont nous avons parlé renferme un cysticerque dont la place est marquée par un petit noyau blanc. Le volume des kystes varie entre celui d'un gros pois et celui d'une noisette.

En comprimant la vessie, on fait sortir le cysticerque qui est rentré en lui-même, en pressant l'animal avec le manche d'un scalpel, de la queue vers l'extrémité libre, sa tête et son cou font relief à leur tour, la partie la plus mince, la queue, reste adhérente à la vessie caudale. Le corps est fusiforme ; la tête, libre et renflée, présente quatre suçoirs ou ventouses ; une trompe au milieu et à la base de la trompe, une double couronne de filaments qu'on dit être des crochets. Le longueur totale de l'animal, sans compter la vessie, est de 4 à 6 lignes, le corps est plissé en travers.

Chez Gorret, dans l'observation précédente, les cysticerque sont plus petits, les suçoirs sont noirâtres ; ceux de Hardy, sont absolument semblables à ceux du cochon.

Nous donnons ici deux observations de ladrerie chez le porc, extraites *du mémoire* de Delpech ; dans l'une on trouva au langueyage des vésicules sublinguales, dans l'autre il n'en fut pas rencontré et pourtant la chair contenait des cysticerques.

OBSERVATION XI

Porc ladre saisi devant moi après langueyage au marché de la Chapelle, le 29 octobre 1862, abattu en ma présence à l'abattoir de Château-Landon, le 1er novembre.

Animal âgé de 17 à 18 mois, de race limousine, ne présentant à l'aspect extérieur aucun signe de ladrerie et ayant au contraire les apparences de la santé. Il n'a point d'enflure des ganaches, ses mouvements n'offrent rien d'inquiet ni de languissant; au moment de l'abattage, il évite comme les autres l'approche du garçon qui va l'assommer. Le cri n'est pas plus rauque que d'ordinaire. J'arrache quelques soies, elles sont fortement adhérentes et ne portent pas de tache sanglante, à leur extrémité cutanée.

Le langueyage me fait constater sur les parties latérales et inférieures de la langue plusieurs vésicules ladriques.

L'animal abattu et fendu sur la ligne médiane du plan antérieur, j'aperçois de nombreux cysticerques dans les interstices musculaires qui se trouvent mis a découvert, à l'origine et dans l'épaisseur des muscles pectoraux et des muscles des épaules. Un grand nombre occupent aussi la racine des membres postérieurs et les psoas en particulier. On en trouve également dans la masse sacro-lombaire.

A l'intérieur du thorax, on en aperçoit plusieurs dans les espaces intercostaux, au travers de la plèvre et par transparence. Ils sont placés au-dessous d'elle et en contact avec les muscles.

Dans tous ces points, le ver vésiculaire est accolé aux masses musculaires ou enfermé dans leur épaisseur.

Il n'a pas remplacé la fibre contractile, il l'a écartée pour se loger dans les interstices celluleux qui séparent les faisceaux et les fibres. Sur un certain nombre de points, il fait saillie à la surface antérieure, recouvert par la gaîne celluleuse ou cellulo-séreuse.

La séparation de la tête, laisse voir sur la tranche et dans les interstices des muscles du cou un assez grand nombre de vésicules. A la langue, elles sont nombreuses sous la muqueuse qui recouvre la face inférieure et plus spécialement vers la face et dans le voisinage dn frein. Elles ont la forme de petites vessies plus ou moins elliptiques, mesurant en moyenne un peu plus d'un centimètre dans leur plus grand diamètre et un demi-centimètre sur le plus petit, transparentes, légèrement opalines et présentant sur un point variable de leur étendue une tache blanche qui correspond au corps du parasite.

L'épaisseur de la langue en contient un assez grand nombre; vingt environ sont aperçues, soit profondément dans plusieurs coupes, soit superficiellement, soit sous la muqueuse.

Le cœur en renferme aussi une quantité notable. Elles soulèvent le péricarde sur nombre de places. D'autres sont logées dans l'épaisseur même des couches musculaires.

Sur tous ces points, un assez grand nombre de vésicules sont ouvertes par la coupe ; l'eau qu'elles contiennent se vide, et le parasite semble libre au milieu du tissu sous la forme d'une tache du volume et de l'apparence d'un petit grain de riz.

Les vésicules sont bien moins abondantes dans l'épaisseur des masses musculaires du train de derrière.

On ne trouve d'ailleurs aucune trace de cysticerques sous les conjonctives, ni sous les autres muqueuses, dans la face, dans les épiploons, ni même le long de l'intestin. Je n'en constate pas d'appréciables dans la graisse. Cette exclusion est constante, m'affirment les garçons et l'inspecteur de l'abattoir. (A. Delpech, de la ladrerie du porc Obs. X. *Ann. d'hyg. et de Med. lég.* 2e série t. XXI, 1864, p.49).

OBSERVATION XII

Porc ladre sans vésicules sublinguales.

M. M..., charcutier à Paris, a dernièrement (décembre 1862) acheté un porc de 120 livres, qu'il a fait langueyer. Il ne se trouvait sous la langue aucune vésicule. Le même examen fait après l'abattage, n'a rien montré de ce côté. La viande débitée a été vendue au marché de Montmartre sans attirer aucune observation. Il ne restait plus qu'un jambon, lorsque l'inspecteur faisant sa tournée, le reconnut atteint de cysticerques et en opéra la saisie. Le porc ayant été reconnu exempt de tout signe extérieur de ladrerie, le langueyeur n'a pas été appelé en garantie, la perte a été au compte de l'acheteur.

Ainsi, malgré toutes les précautions prises, voici un porc ladre presque entier qui a passé dans la consommation, en raison de l'absence du seul signe extérieur de l'affection parasitaire. — (Delpech. *Obs. XII, loc. cit.*

ÉTIOLOGIE

C'est par des expériences faites sur les animaux et sur l'homme, qu'on a pu se convaincre de la vraie filiation du cysticerque. Van Beneden le premier, donna des anneaux de tænia à un porc qui fut trouvé farci de cysticerques après quatre mois et demi.

Haubner et Küchenmeister entreprirent les mêmes recherches. Le premier infecta à des époques différentes cinq jeunes porcs avec des proglottis mûrs et en plusieurs fois. Trois porcs seulement présentèrent ensuite des cysticerques.

Le porç infecté le premier, fut tué 32 jours après la première et 13 jours après la dernière ingestion de proglottis. Il contenait en tout 40 à 50 vésicules disséminées la plupart dans les muscles du cou. Les plus grands de ces cysticerques étaient de la longueur d'un grain de chenevis.

Le deuxième porc fut tué 46 jours après la première et 27 jours après la dernière infection. Il contenait plusieurs milliers de cysticerques répandus dans tout le corps. La plupart atteignaient la grosseur d'un pois, tandis que les plus petits équivalaient à un grain de chenevis. Les ventouses et les crochets étaient à différents degrés de développement.

Le troisième porc, tué 60 jours après la première et 41 jours après la dernière ingestion de proglottis, renfermait une telle quantité de cysticerques, que dans une seule once de viande on pouvait en compter plus de 150. Les plus grandes de ces vésicules étaient presque entièment développées sous tous les rapports; tandis que les plus petites atteignaient à peu près les mêmes dimensions que les plus grandes trouvées chez le deuxième porc.

Leuckart à qui j'emprunte le relevé de ces expériences ajoute que celles tentées par lui ont donné les mêmes résultats et que pour l'observateur impartial, les degrés divers de développement du cysticerque, correspondent aux diverses périodes d'infection, mais il faut attendre quelques semaines avant de pouvoir constater la présence du cysticerque. Vainement il a tenté de surprendre et de suivre les premières phases de son développement. Sur plusieurs animaux il découpa les muscles 10 jours et même 14 jours après la date de l'infection, sans avoir jamais rien pu reconnaître.

La contre-épreuve des expériences de Haubner fut tentée par Küchenmeister. Pendant les trois derniers jours de la vie d'un condamné à mort, il lui fut donné par l'intermédiaire du médecin de la prison en différentes fois 75 cysticerques de cochon, les uns dans du bouillon, les autres mêlés à du boudin. On trouva dans l'intestin grêle du malheureux, 48 heures après l'éxécution, 10 jeunes tænias dont l'un de $0^{m}006$ à $0^{m}008$ et les autres de $0^{m}003$ à $0^{m}004$ millimètres. Sur ce nombre, quatre seulement étaient pourvues de crochets; mais il faut dire que parmi les cysticerques ingérés, 1 appartenait au cysticercus tenuïcollis et 6 au cysticercus pisiformis.

Un jeune homme de 30 ans, jouissant d'une bonne constitution, s'offrit à l'expérience de Leuckart. Il avala 4 cysticerques en sa présence dans du lait tiède, et après 3 mois 1/2, il rencontra dans ses déjections des anneaux de tænia solium. Ce jeune homme n'en avait jamais rendu auparavant. Quatre semaines plus tard, il prit du kousso et rendit deux vers longs de 2 mètres. L'un d'eux seulement présentait une tête, avec tous les caractères de celle du tænia solium. M. Humbert de Genève, cité par Davaine et van Beneden absorba de son côté 14 cysticerques de porc et rendit avant la fin du troisième mois, les premiers proglottis.

Küchenmeister a fait une deuxième expérience sur un condamné à mort. Quatre mois et demi après l'administration de 20 cysticerques de porc, on trouva dans l'intestin 19 tænias solium de plus de cinq pieds de long.

Les expériences que nous venons de rapporter d'après Leuckart sont concluantes, pour ce qui regarde la filiation du cysticerque ; mais elles ne nous disent rien sur son mode de progression dans les divers tissus de l'économie, ni sur son mode de développement après qu'on a perdu de vue l'embryon hexacanthe. Ce dernier, comme nous nous le sommes déjà demandé, est-il entraîné par le sang ? Y a-t-il entre l'embryon et la vésicule ladrique plusieurs phases successives de développement ? Les cysticerques, d'autre part, se reproduisent-ils dans l'individu qui les porte ; ou en d'autres termes, faut-il admettre qu'un certain nombre d'ovules ingérés peut déterminer une quantité de cysticerques plus considérable ? Ce sont là autant de demandes auxquelles il est difficile de répondre ; les opinions sont partagées et cela montre bien que la question du mode de propagation et de multiplication du cysticerque n'est pas encore résolue.

Moquin-Tandon à propos du cysticerque a écrit : « Cette larve peut produire de nouveaux individus semblables à elle, mais par gemmiparité et non par génération, attendu qu'elle n'a pas d'organes sexuels. » (*Zoologie médicale.*)

Gervais et van Beneden sont moins affirmatifs ; mais

Steenstrup, von Siebold, Küchenmeister émettent l'opinion que la multiplication se fait par gemmiparité. M. Ch. Robin n'admet pas cette manière de voir ; parce que, dit-il, il n'a jamais pu la constater. M. Davaine que j'ai eu l'honneur de consulter de vive voix, m'a affirmé qu'il avait vu, par suite de l'âge, les vésicules ladriques s'oblitérer, se déformer, se dédoubler même en plusieurs segments ; mais que jamais il n'avait vu se former, en aucun moment, de nouvelles têtes de cysticerques.

Luckart, croyons-nous, dans la dernière partie de son livre, ne se prononce ni pour ni contre la multiplication gemmipare des cysticerques.

Quant à l'hypothèse que le sang sert de véhicule à l'embryon pour le transporter dans les divers organes, cette opinion tend à prévaloir. Les raisons qu'on en donne ne sont pas expérimentales ; mais elle satisfont mieux l'esprit que l'idée d'une migration directe et active de l'embryon armé de ses deux paires de triples crochets. Jaccoud dans une clinique sur les entozoaires de l'encéphale s'exprime ainsi : « Hasse pense qu'on « pourrait admettre une migration plus directe, plus « active en quelque sorte, par les couches lâches du « tissu conjonctif ; s'avançant peu à peu par cette voie, « les animaux finiraient par arriver dans la cavité crâ« nienne. Que les choses se passent ainsi pour les dépla« cements de voisinage, entre l'intestin et le foie, ou « bien encore entre le foie et le poumon, cela est à la « rigueur admissible ; mais de l'intestin, du foie ou des « muscles au cerveau, j'avoue que le trajet me paraît un « peu compliqué, et l'hypothèse du transport par le « sang, me semble à tous égards plus satisfaisante. » (*Jaccoud. Clin. Lariboisière.* 2e édit., p. 610.)

On a invoqué comme raison du transport probable par le sang, la fréquence toujours plus grande des cysticerques dans les régions les plus rapprochées du cœur; d'après les observations que nous avons recueillies et l'avis des observateurs, c'est la partie sus-diaphragmatique du corps qui en contient un plus grand nombre, les deux tiers et même les trois quarts du nombre total. D'autre part, comment expliquer par la migration directe, la présence du cysticerque dans les parois même du cœur, quand on songe que le cœur est enveloppé de toutes parts par une coque fibreuse.

Que penser aussi de cette opinion émise par quelques auteurs : l'auto-infection de l'individu porteur de un ou de plusieurs tænias solium. Il faudrait admettre avec eux que ce ver peut quelquefois remonter de l'intestin grêle jusques dans l'estomac, par une sorte de régurgitation, nécessaire pour soumettre les articles mûrs à l'action du suc gastrique plus actif que le suc intestinal. De cette façon les œufs sont mis en liberté et l'embryon peut devenir cysticerque chez le même individu porteur du tænia. On a voulu expliquer ainsi la présence du cysticerque chez des malades atteints du tænia; nous sommes porté à ne voir là qu'une simple coïncidence, bien que dans l'observation qui nous est personnelle, le malade soigné par M. Broca, ait présenté le tænia; la même coïncidence, selon nous, s'est fait remarquer chez le malade de M. Leudet. (Observ. IV.)

On peut comprendre très-bien qu'un individu s'étant exposé à contracter le tænia, puisse en même temps ou plus tard voir apparaître des cysticerques dont la cause est différente.

Selon la plupart des auteurs, les conditions qui favorisent le développement de la ladrerie chez le porc, sont le manque de soins et la malpropreté. Les pays où les porcs sont le plus mal nourris et le plus mal logés sont aussi ceux où la ladrerie abonde. Les provinces où l'on a soin de les laver, de tenir propre leur écurie, de veiller sur leur alimentation, n'en présentent que peu de cas. Le sanglier qui vit en liberté dans les forêts présente une immunité presque complète pour la ladrerie ; c'est bien là une preuve de la présence nécessaire de l'homme pour favoriser la ladrerie du cochon.

Delpech a donné du moins au plus, un tableau de la fréquence de la ladrerie chez les diverses races porcines en France.

Race lorraine.

Race picarde.

Race mancelle.

Race normande.

Race limousine.

Et de l'aveu de tous, c'est dans le Limousin que les porcs sont le plus mal tenus.

Chez l'homme, on peut attribuer l'infection au manque de soins dans la préparation de certains aliments ou dans le mauvais choix des eaux comme boissons. Si en mangeant de la viande de porc, crue ou peu cuite, on peut contracter le tænia solium ; en mangeant des végétaux crus et peu ou point lavés, on peut avaler des œufs de tænia solium, ou d'autres espèces. Les œufs peuvent être apportés dans les champs et dans les jardins potagers de différentes façons. Des anneaux ont pu être rendus et déposés sur le sol par le porc ou par l'homme ; les œufs à la longue ont été mis en liberté, les feuilles d'un végétal quelconque, chou ou salade, en contiennent à leur surface et celui qui les mange est infecté. L'eau qu'on emploie à l'arrosage peut aussi en contenir, de même que les eaux potables si, avant d'en faire usage, on ne prend pas le soin de les filtrer. La malpropreté peut être aussi chez l'homme la cause de l'infection ladrique. C'est l'avis de M. Lancereaux à propos de la chiffonnière dont il est parlé dans l'Observ. II.

Quoiqu'il en soit des divers modes probables d'infection chez le porc et chez l'homme; disons néanmoins que ce dernier y est infiniment moins exposé que l'animal, en raison sans doute de sa manière de vivre qui est toute différente; mais que l'homme a d'autant plus de chances de contracter la ladrerie, qu'autour de lui se rencontrent plus de tænias et de cysticerques.

Ajoutons en finissant que l'homme et le porc ne sont pas les seuls habitats du cysticerque. Hartmann, l'avait déjà rencontré chez la chèvre. M. Robin l'a rencontré chez un ours mort au Jardin des Plantes et plusieurs observateurs l'ont rencontré pareillement chez le chien, le chevreuil, le sanglier, le rat, etc.

Quant à l'opinion que la viande de bœuf pouvait déterminer le tænia solium, elle est jugée maintenant. La vésicule cystique du bœuf n'est pas la vésicule ladrique, elle appartient à une espèce différente et le tænia qu'elle produit est le tænia inerme ou tænia mediocanellata, nom qui lui a été donné par Kücheinmeister.

SYMPTOMATOLOGIE ET MARCHE

Nous avons vu à peu près les symptômes de la ladrerie chez le porc, nous n'y reviendrons que pour les comparer à ceux que l'on a pu observer chez l'homme. On comprend qu'ils sont variables selon le lieu d'élection des cysticerques; mais comme nous traitons de l'affection généralisée, retraçons tout d'abord les signes observés en pareil cas.

Dans l'observ. I, que nous rapportons, la maladie débute par des attaques épileptiformes, près de trois ans auparavant l'apparition de cysticerques appréciables sous la peau. Ce chiffre nous parait bien long, comparé à celui donné par les expériences. L'affection aurait-elle mis un si long intervalle pour s'étendre du cerveau aux autres organes? Nous croyons que le malade dont il s'agit ici, habitant le même pays, a pu s'exposer plusieurs fois aux mêmes causes d'infection; qu'une première infection a déterminé des cysticerques dans le cerveau, d'où la première attaque et celles qui ont suivi; et qu'ensuite, ayant absorbé de nouveau, d'une manière ou d'une autre, des œufs de tænia, il a vu alors des cysticerques se développer dans toutes les régions du corps.

Ses attaques étaient suivies de vertiges, de troubles de la vision et de l'audition et bien qu'en général les auteurs s'accordent à dire que jamais en pareil cas elles ne sont suivies de paralysie des membres; nous constatons chez lui à la suite de l'une d'elles, du moins une impuissance musculaire qui le retient au lit pendant six semaines. Nous disons impuissance musculaire, parce que les renseignements nous font défaut.

Chez le porc on a observé des signes de paralysie des membres et surtout des convulsions épileptiformes; on a même vu la mort survenir rapidement, comme cela est arrivé chez l'homme lorsqu'il y a eu complication de méningite.

Les éleveurs n'attendent pas que le porc soit infecté généralement pour le faire abattre. Dans certains pays, au dire de Delpech, en Allemagne et même à Paris, on a recours à une petite opération pour dissimuler la maladie à son début. Comme dans la plupart des cas, c'est sous la langue qu'apparaissent les premières vésicules, on pratique ce qu'on a appelé l'*épinglage*, qui consiste en ce fait : Crever les vésicules caudales du cysticerque et les vider; ou même enlever le kyste en totalité, afin de pouvoir vendre l'animal comme sain.

Les attaques épileptiformes signalées chez le malade soigné par M. Broca, ont ceci de particulier que les premières observées sont les plus fortes et les plus longues. Avec le temps, elles vont en diminuant de fréquence et d'intensité et nous retrouvons le même fait chez la malade de M. Leudet. (Observ. IV.)

La malade de M. Lancereaux (Observ. II) n'a jamais eu d'attaques d'aucune sorte; elle présentait des symptômes communs aux deux autres malades, mais qui ont toujours été moins accusés. Elle éprouvait de la fatigue, de l'essoufflement, des vertiges qui chez elle aussi ont suivi plutôt une marche descendante. Elle se plaignait de faiblesse dans les membres inférieurs. Tous ces signes le malade de M. Broca et surtout la femme observée par M. Leudet, les ont présenté à un degré bien supérieur. Chez tous les deux, nous rencontrons des troubles de la mémoire après les attaques et l'organe de l'ouïe est affaibli. Tous les deux accusent des troubles de la vision, sans qu'on ait trouvé de cysticerque dans l'œil ; tous deux se plaignent de vertiges et de céphalalgies violentes, et comme pour compléter le parallèle, tous les deux rendent ou ont rendu des anneaux de tænia.

Nous savons et on pourrait nous opposer, que plusieurs des symptômes précités et même l'épilepsie, ont pu être mis par des auteurs recommandables sur le compte du tænia ; mais nous pensons aussi que dans bien des cas on a attribué au tænia des symptômes qui ont pu être produits par des cysticerques passés inaperçus.

Comment nous expliquerons-nous cette plus grande acuité des symptômes du début, quand ils se produisent du côté de l'encéphale ? La raison en est sans doute dans ce que le cerveau, cet organe si impressionnable, irrité brusquement par cette production cystique qui agit à la façon d'un corps étranger ou d'une tumeur, manifeste sa présence avec plus ou moins de retentissement. A la longue une sorte d'accommodation se fait ; il y a, si je puis m'exprimer ainsi, une tolérance qui s'établit de la part de la substance cérébrale à l'égard du cysticerque. Ces kystes d'ailleurs. comme ceux développés dans les muscles, sont succeptiles de guérison. L'animal mort, les vésicules peuvent subir la transformation graisseuse ou calcaire. Cette terminaison favorable sans doute, ne laisse pas moins subsister dans le cerveau un corps étranger, sur l'inconvénient duquel nous n'avons pas à nous attarder.

Dans la note de M. le Dr Nivet, sur le cysticerque, nous voyons que l'employé dont M. Fredet. a communiqué l'observation à la Société Médicale de Clermont, dans la séance de novembre 1874, (obser. VIII), avait eu pendant les derniers temps de sa vie, de violents maux de tête, auxquels s'étaient jointes des douleurs névralgiques du côté droit de la face avec convulsions des muscles correspondants, pendant lesquelles la tête se déjetait à droite. Cet individu mourut subitement et on trouva à l'autopsie un kyste renfermant un cysticerque, de la grosseur d'une petite noix, qui occupait la partie droite et supérieure de la protubérance annulaire.

Des cysticerques logés dans les plexus choroïdes ont déterminé de violents accès convulsifs chez un singe observé par Bremser, (Calmeil), et la mort par apoplexie chez un malade de M. Brera (Davaine). M. Bouchut, a publié une observation ayant trait à une jeune fille de dix ans, qui présentait une hémichorée droite compliquée d'hémialgie gauche, et chez laquelle on trouva à l'autopsie dans la partie postérieure de l'hémisphère droit du cerveau, à la surface, mais logé dans l'épaisseur même de sa substance, un kyste de la grosseur d'une noisette, contenant deux cysticerques (Nivet, *compt. rend.* Société Méd. Clermont, 1874, p. 39).

Pour ce qui est des vésicules sublinguales, fréquentes chez le porc, puisqu'elles ne manquent environ que dans le vingtième des cas, on peut dire qu'elles se rencontrent moins souvent chez l'homme. Dans les observations que nous avons rassemblées, nous voyons que seuls MM. Lancereaux et Delore, ont constaté ce symptôme chez leurs malades. Obser. II et III.

Les caractères anatomiques des kystes à cysticerque, aussi bien pendant la vie, qu'après la mort du sujet qui les porte, ont été décrits dans le cours des observations où l'autopsie a été pratiquée. Ajoutons cependant que, d'après Leuckart, les kystes que l'on trouve à l'état oblong dans les muscles, sont ronds au début comme ceux du cerveau, c'est la pression des fibres musculaires qui leur donne petit à petit leur forme allongée.

Chez le porc ladre on trouve souvent des vésicules sous les conjonctives et dans les plis de la marge de l'anus; chez l'homme, lorsqu'on a trouvé des cysticerques sous la conjonctive ou dans les divers milieux de l'œil, autant qu'on a pu le constater ce n'étaient que des cas isolés. Les observations que nous donnons de cysticerques généralisés chez l'homme, n'en ont pas montré dans l'organe de la vision.

D'après des statistiques récentes, environ le tiers des cas de cysticerques trouvés dans les autopsies avait été méconnu pendant la vie. Les malades étaient morts à la suite d'affections intercurrentes et les cysticerques trouvés dans le cerveau et ailleurs n'avaient décélé leur présence du vivant de celui qui en était porteur, par aucun symptôme appréciable.

DIAGNOSTIC ET PRONOSTIC

Les cysticerques chez l'homme, avec leurs localisations diverses et les symptômes variés qu'ils produisent, sont donc méconnus souvent. Il n'en est plus de même quand les kystes deviennent tangibles sous la peau, dans les muscles, et cependant on peut se demander encore, s'il ne s'agit pas là de tumeurs solides, tant ces kystes sont résistants. On a pu les prendre et on les a pris pour des glandes lymphatiques hypertrophiées. C'est sans doute ce qui est arrivé à Wharton, qui le premier a rapporté un fait probable de cysticerques chez l'homme, sous le titre: *De glandulis sanis varias corporis partes occupantibus in milite*, à une époque il est vrai, où toutes ces questions obscures d'helminthologie s'ébauchaient à peine. Les mots fibrômes, névrômes, ont été prononcés à propos de la vésicule ladrique.

Dans le cas du malade de M. Broca, un médecin, au début, prit les tumeurs pour des productions syphilitiques. Même pour l'observateur attentif et prévenu, la question du diagnostic serait parfois difficile, s'il n'avait à sa disposition un guide sûr pour s'éclairer, le microscope.

La chose est toute simple quand les kystes sont superficiels et qu'on peut facilement opérer l'ablation de l'un d'eux.

Les kystes développés dans l'œil se reconnaissent facilement à l'aide de l'ophthalmoscope. Là s'arrêtent nos moyens d'exploration ; nous ne pouvons pas reconnaître les cysticerques des organes centraux pendant la vie ; en tenant compte des symptômes, s'il s'en présente, nous ne pouvons que les soupçonner,

En ceci, comme en tout le reste, l'analogie guidera le médecin; il est clair que si le malade en observation présente des kystes appréciables dans le système musculaire en même temps que des troubles encéphaliques, nous serons tout portés à en admettre dans le cerveau.

Mais la question est plus complexe quand les phénomènes cérébraux débutent brusquement, sans que rien vienne nous mettre sur la voie. A quoi attribuer ces attaques soudaines, ces vertiges, ces céphalalgies violentes, en un mot tous les signes recueillis dans les observations que nous rapportons. Pris isolément chacun de ces symptômes n'aurait que peu ou point de valeur; ils en acquièrent si on a soin de les grouper, si on tient compte de l'âge du sujet, de son état antérieur de santé, de la marche de la maladie.

Quand on a éliminé la tuberculose et la syphilis, on sait que deux parasites animaux peuvent déterminer des tumeurs dans l'encéphale; ce sont le cysticerque et l'échinocoque qui est au tænia echinococcus ce que le premier est au tænia solium. La fréquence de ces deux sortes de produits est loin d'être la même. Relativement le cysticerque est bien plus commun, et d'autre part nous savons, que la plupart du temps, les cysticerques sont observés chez les adultes et les échinocoques chez les enfants et les jeunes gens. Si le kyste à échinocoques est plus volumineux que le cysticerque, en revanche il est unique le plus souvent et il est rare qu'il s'en trouve plus de deux ou trois; pour le cysticerque, au contraire, la multiplicité est presque habituelle. Les symptômes produits par ces deux sortes d'entozoaires sont différents. « Les différences que présentent, eu égard aux « altérations de l'encéphale, les cysticerques et les échi-

« nocoques, tiennent au volume plus considérable de « ces derniers, qui exercent sur la circulation et sur la « nutrition du tissu qu'ils envahissent la même influence « perturbatrice que les grosses tumeurs intra-crâniennes « de quelque nature qu'elles soient. » (Jaccoud. *Entoz. de l'encéph. clin. Lariboisière*, p. 605.)

Les cysticerques se rencontrent le plus souvent dans la substance grise du cerveau, dans les plexus choroïdes, dans les méninges; les échinocoques que l'on trouve à peu près partout, ne se développent presque jamais dans les couches périphériques de l'encéphale. En raison de leur siége, « les kystes à échinocoques, d'après Jaccoud, « produisent un peu plus tôt, un peu plus tard, l'en- « semble des phénomènes propre à toute tumeur céré- « brale; mais les symptômes d'irritation de voisinage « sont rares, et par cela même que le produit morbide « n'intéresse pas les couches corticales, les troubles « intellectuels sont les derniers qui apparaissent. » (*Entoz. de l'Encéph.*, loc. cit.)

L'évolution des symptômes n'est pas la même pour les cysticerques; l'auteur que nous venons de citer divise les tumeurs à cysticerques, au point de vue des phénomènes, en trois groupes. Dans le premier, il range les cas dans lesquels la tumeur a été tout à fait latente; car on sait que les couches corticales du cerveau quand il ne s'y produit pas d'inflammation autour de la tumeur, sont excessivement tolérantes. Le second groupe comprend les cas dans lesquels les symptômes ont éclaté avec violence. La mort a été foudroyante ou tellement rapide qu'on n'a eu ni le temps, ni les éléments nécessaires pour établir un diagnostic.

En troisième lieu viennent les cas les plus communs,

dans lesquels contrairement à ce qui arrive pour les échinocoques, l'affection débute par des troubles psychiques, de la céphalalgie paroxystique, des attaques épileptiformes et même des convulsions. Ces symptômes peuvent durer très-longtemps; ils peuvent aller en croissant et amener la mort; mais nous avons vu chez deux de nos malades les phénomènes morbides aller en s'accentuant de moins en moins.

Jaccoud n'admet pas comme vrai l'aphorisme formulé par Griesinger. « Une maladie qui produit une paralysie « à une époque rapprochée de son début ne peut être « imputée à des cysticerques de l'encéphale. »

Dans les 88 cas rassemblés par Küchenmeister, on en trouve 23 qui ont présenté des phénomènes de paralysie. Sur ce nombre il n'y a que 3 cas d'hémiplégie; on peut donc dire que les paralysies complètes sont rares.

« Quand apparaît la paralysie, ajoute Jaccoud, et que « ce symptôme vient se joindre aux symptômes fonda- « mentaux des cysticerques, le tableau est bien voisin « de celui des tumeurs cérébrales en général, et le dia- « gnostic est privé de son plus puissant appui; la pré- « cocité et le caractère des désordres intellectuels et des « accès convulsifs sont pour ces cas-là le seul moyen de « jugement. » (Jaccoud, *loc. cit.*, p. 619.)

Parmi les entozoaires, le cysticerque est celui qu'on a rencontré le plus souvent dans les milieux de l'œil. La plupart des ophthalmologistes, MM. Sichel et de Graeffe entre autres en ont donné de nombreux exemples. Nous n'avons pas envisagé ce côté de la question du cysticerque et surtout nous n'avons pas eu l'occasion de l'observer nous-même; disons néanmoins qu'on l'a rencontré dans toute les parties de l'œil, si ce n'est dans le cristallin. MM. Sichel et Wecker en ont trouvé dans la chambre antérieure de l'œil, Appia en a vu dans la cornée.

Sur 11 cas de cysticerques trouvés sous la conjonctive, 9 appartenaient au côté droit et la plupart siégeaient à l'angle interne de l'œil. Dans un cas publié par M. Sichel (*Gazet. des Hôp.*, 27 décembre 1845), la tumeur était située à la partie supérieure et interne de la conjonctive, à une distance de 3 millimètres de la cornée.

Dans un cas de cysticerque développé dans la chambre antérieure, le malade fut pris d'une violente ophthalmie, avec état nébuleux de la cornée. Le malade accusait à peine de la douleur et tout au plus une sensation désagréable, quand le ver se déplaçait un peu brusquement. Dans les cas identiques, le kyste est ordinairement situé au fond de la chambre antérieure; il se présente sous l'aspect d'une petite boule diaphane, qui offre en un point une petite saillie d'un blanc laiteux et opaque. Pour les autres milieux de l'œil, d'après M. de Graeffe, ce sont surtout le corps vitré, la choroïde et la rétine qui sont le plus souvent le siége du cysticerque. Leur développement se fait sans douleur; quelques malades éprouvent de la pression dans l'œil, de la céphalalgie et peu à peu la vue se perd.

Quelquefois l'iris change de couleur; mais le plus souvent aucun changement ne survient dans l'œil, et on ne trouverait rien sans l'ophthalmoscope qui permet d'apercevoir une petite tumeur d'un bleu verdâtre à travers laquelle on peut quelquefois percevoir le scolex. Généralement on ne trouve qu'un seul œil envahi; et dans ces cas rares, où le cysticerque mort, le kyste était atrophié, l'œil était intact, mais la vue était perdue.

DISTRIBUTION ET STATISTIQUE

La distribution géographique du cysticerque est fort inégale. Jusqu'à ces derniers temps les cas observés en France ont été peu nombreux, ils sont plus communs en Allemagne et là encore leur fréquence varie selon les différentes provinces. D'après Macquart, la ladrerie du porc serait très-rare en Russie; on a dit qu'elle était inconnue dans l'Amérique méridionale, elle existerait aux États-Unis.

D'après Virchow, la ladrerie chez l'homme est plus fréquente à Berlin qu'à Wurzbourg; dans cette dernière ville, il ne trouva qu'un cas de cysticerques en sept ans; tandis qu'après deux mois et demi de séjour à Berlin, il en avait déjà trouvé trois. Bremser à Vienne, chercha inutilement des cysticerques chez l'homme pendant dix ans. Rudolphi, sur 250 cadavres examinés chaque année par lui à Berlin depuis neuf ans, avait trouvé annuellement quatre ou cinq cas de cysticerques.

Ils sont presque inconnus dans la Suisse septentrionale, Hasse et Lebert, qui ont observé à Zurich, n'ont pas rencontré un seul cas de cysticerques et d'échinocoques chez les gens du pays. On comprend que ces différences ne peuvent tenir qu'au mode d'alimentation du pays et aussi à l'extension variable de l'infection ladrique chez le porc. Il semble que les cysticerques sont plus fréquents chez l'homme que chez la femme. Sur les 85 cas réunis par Küchenmeister, 51 cas appartenaient aux hommes et 34 cas aux femmes.

Muller qui a publié une thèse ayant pour titre «*Stastistique des entozoaires de l'homme* », nous donne les chiffres suivants reproduits par Rudolf Leuckart. Sur 3694 autopsies faites par Zinker, aussi bien à Dresde qu'à Erlangen, on trouva 22 tænias, dont 17 tænias solium et 5 tænias mediocanellata. Dans un seul cas, on trouva ces deux vers réunis. Le nombre total des tænias se répartissait par moitié sur les deux sexes et cependant le nombre des autopsies d'hommes était dans le rapport de 3 à 2 avec celui des autopsies de femmes.

Sur ce même nombre d'autopsies, on trouve 36 cas de cysticerques ladriques, 22 à Dresde, 14 à Erlangen, bien que dans la première ville il n'ait été fait que 200 autopsies de plus que dans la seconde. On trouva aussi 9 cas d'échinocoques, sur lesquels 7 cas appartenaient aussi à Dresde.

Les cysticerques furent rencontrés par ordre de fréquence d'abord dans les muscles, ensuite dans le cerveau et en dernier lieu dans les parois du cœur.

TRAITEMENT ET PROPHYLAXIE

Dans l'observation I, nous avons dit quelques mots sur divers modes de traitement mis en usage jusqu'ici, lorsqu'on a tenté de faire quelque chose. Nous n'avons pas à les juger ni à les discuter ici.

M. Jaccoud, se basant sur les bons résultats qu'il a obtenus avec l'iodure de potassium dans plusieurs cas de kystes hydatiques du foie, conseille de recourir à ce médicament et de l'administrer à haute dose.

D'autres auteurs ont conseillé l'emploi de l'acide phénique, du mercure.

M. Davaine avait engagé M. Lancereaux, à pousser des injections caustique dans les kystes de sa malade (Obs. II), une goutte ou deux d'alcool ou de teinture d'iode.

Nous avons décrit le procédé de M. Broca, qui ponctionne le kyste, afin de le vider et de l'écraser dans le but de faire périr l'animal.

Depuis, nous nous sommes demandé si l'electricité ne pourrait pas donner le même résultat et M. Davaine, qui avait aussi songé à ce moyen, regrette que cette idée n'ait pu être communiquée à temps à M. Broca. M. Davaine, a songé aussi à l'emploi du froid, comme agent de destruction des cysticerques : on pourrait, le cas échéant, tenter l'application sur le siége des tumeurs d'un mélange réfrigérant composé de sel et de glace.

Jusqu'ici le mode de traitement auquel a eu recours M. le professeur Broca, nous paraît encore le plus rationnel, en même tamps que le plus probant. Il est bien entendu que nous ne parlons ici que des kystes que l'on peut atteindre; quant aux autres, nous avons vu que

M. Jaccoud, conseille l'usage de l'iodure de potassium. Sur les 375 kystes vidés par le procédé de M. Broca, en l'espace de 2 mois 1/2 on a pu constater que la plupart, je dirais même tous, se sont affaissés et sont devenus à l'état de grain d'orge. Il faut bien admettre aussi que quand les kystes sont situés profondément on peut les manquer et qu'alors une nouvelle ponction est nécessaire, cela a pu arriver dans ce cas, mais comment reconaître après tant de ponctions, les tumeurs qui n'ont pas été piquées au milieu de celles qui l'ont été. Il sera intéressant de suivre ce malade et de voir comment se comporteront les kystes, s'il s'en reproduira d'autres, ou si les mêmes reprendront leurs dimensions premières.

Les statistiques allemandes ont fait voir que la ladrerie s'est montrée surtout chez des personnes misérables, habituées à vivre dans la saleté ; la propreté dans la préparation des aliments et des boissons est donc la meilleure barrière que l'homme puisse opposer à l'infection ladrique,

Ses soins doivent s'étendre aussi sur le porc, afin de le soustraire le plus possible à la ladrerie : les chances pour l'homme de contracter cette maladie, s'accroissant avec l'extension qu'elle prend chez l'animal.

Voici cê que dit Michel Lévy, dans son traité d'hygiène.
« Les porcs errant en liberté dans les campagnes, man-
« gent les cucurbitins disséminés sur les excréments
« humains, ils mangent les excréments les uns des autres;
« il suffit, dans une localité, d'un seul cas de tænia pour
« infecter tout un troupeau.

« Louchard, inspecteur principal de la boucherie à
« Paris, a signalé à Delpech, une diminution notable de
« la ladrerie dans le sud-ouest de la France, depuis que

« les porcs, nourris de viandes cuites ou de végétaux, ne « mangent plus d'ordures, ne se vautrent plus sur les « fumiers, sont lavés, conduits à l'air et trouvent une « litière fraîche au retour. »

« Sans doute, ajoute M. le Dr Nivet, professeur à « l'Ecole de Médecine de Clermont, la vente du cochon « ladre tombé sous le coup des articles 475 et 477 du « code pénal, articles qui condamnent à l'amende les « personnes qui exposent en vente des comestibles « gâtés, ou corrompus ou nuisibles, sans doute ces « articles ordonnent que ces comestibles soient saisis et « confisqués. Malheureusement, les tueries sont si nom- « breuses, qu'il est impossible de les surveiller, et les « consommateurs ignorent les dangers qu'ils courent en « mangeant de la viande de cochon ladre. »

« Nous croyons avec Michel Lévy, que le seul moyen de remédier aux dangers que nous font courir cette absence de réglementation et de surveillance, serait de décider : »

« 1o Que la ladrerie sera inscrite dans le catalogue des vices rhédibitoires prévus par la loi du 28 mai 1838 :

« 2o Que l'abattage des porcs ne pourra sous aucun prétexte, avoir lieu que dans les abattoirs publics ;

« 3o Que l'inspection des viandes de porc précédera partout invariablement leur début, et sera confiée à des vétérinaires compétents.

« Nous ajouterons qu'on devrait également faire surveiller l'engraissement des porcs et apprendre à leurs propriétaires les moyens de diminuer, dans leurs troupeaux, les chances de la maladie dangereuse qu'on nomme ladrerie. »

CONCLUSIONS

La chair du porc ladre, mangée crue ou mal cuite, donne lieu au développement du tænia solium.

La viande de bœuf, mangée de la même façon, produit le tænia mediocanellata.

Il y a relation de cause à effet entre le tænia solium et la ladrerie; la fréquence de l'un entraîne la fréquence de l'autre, chez l'homme comme chez le porc.

Les œufs du tœnia solium, en raison du temps considérable qu'ils passent avant de se putréfier, et aussi en vertu de leur petitesse, sont absorbés par l'homme de différentes façons.

Les eaux potables peuvent en contenir; d'où, la nécessité de filtrer l'eau qui sert à notre usage.

L'arrosage de nos jardins peut laisser déposer des œufs de tænia sur les légumes verts; mangés crus, sans être soigneusement lavés, ils peuvent déterminer l'infection ladrique.

L'infection produite, on ne connait pas le moyen d'arrêter le développement du cysticerque.

Dans le tiers environ des cas de ladrerie chez l'homme, la mort est causée par la présence de cysticerques dans le cerveau.

La mort peut être subite et causée par la rupture d'un kyste dans les centres nerveux.

Elle peut être rapide et déterminée par une méningite.

Elle peut survenir après plusieurs années et avoir été précédée ou non, depuis longtemps, d'attaques épileptiformes.

NOUVELLES PUBLICATIONS DE LA LIBRAIRIE V. ADRIEN DELAHAYE & Cie

Leçons sur les affections des voies lacrymales, professées par F. PANAS, 1 vol. in-8, avec figures dans le texte (*sous presse*).

Leçons sur le strabisme, les paralysies oculaires, le nystagmus, le blépharospasme. etc., professées par F. PANAS, chirurgien de l'hôpital de Lariboisière, professeur agrégé à la Faculté de médecine de Paris, chargé du cours complémentaire d'ophthalmologie, rédigées et publiées par G. LORET, interne des hôpitaux, revues par le professeur. 1 vol. in-8, avec 10 figures dans le texte. Broché, 5 fr.; cartonné. . . . . . 6 fr. »

Leçons sur les maladies du système nerveux, faites à la Salpêtrière par le professeur Charcot, recueillies et publiées par le docteur BOURNEVILLE, 2e édition, revue et augmentée. Tome 1er. 1 vol. in-8, avec 9 planches en chromo-lithographie, une eau forte et 27 figures intercalées dans le texte. . . . . 12 fr. »

Cartonné. . . . . 13 fr. »

Tome 2me, 1er fascicule : ANOMALIE DE L'ATAXIE LOCOMOTRICE : 2me fascicule : DE LA COMPRESSION LENTE DE LA MOELLE ÉPINIÈRE, in-8 avec 2 planches. Prix de chaque fascicule. . . . . 2 fr. »

3me fascicule : DES AMYOTROPHIES, in-8 avec fig. et pl. . . . . 4 fr. »

Des névroses menstruelles, ou la menstruation dans ses rapports avec les maladies nerveuses et mentales, par le docteur BERTHIER, médecin de l'hospice de Bicêtre. 1 vol. in-8o, 296 p. 1874. 5 fr

Leçons de clinique obstétricale, professées à l'hôpital des Cliniques, par DEPAUL, professeur de clinique d'accouchements à la Faculté de médecine de Paris, membre de l'Académie de médecine, rédigées par M. le docteur DE SOYRE, chef de clinique. 1 vol. in-8, publié en 3 parties, avec figures intercalées dans le texte. Prix de l'ouvrage complet pour les souscripteurs. 1873-74. 14 fr.

Clinique médicale de l'Hôtel-Dieu, par le docteur GUENEAU DE MUSSY. 2 vol. in-8, 1874-1875. 24 fr.

De l'alcoolisme, des diverses formes du délire alcoolique et de leur traitement, par Magnan. In-8 de 289 pages avec figures dans le texte. 1874. 5 fr. Cart. 6 fr.

Leçons de clinique médicale, faites à l'hôpital de la Charité, par le docteur JACCOUD. 1 fort vol. in-8 de 878 pages, avec 29 figures et 11 planches en chromolithographie. 3e édition, avec un joli cartonnage en toile. 1874. 16 fr.

Leçons de clinique médicale, faites à l'hopital Lariboisière, par le docteur JACCOUD. 2e édition. 1 vol. in-8, accompagné de 10 planches en chromolith. 1874. Cart. 16 fr.

Manuel de prothèse ou mécanique dentaire (plaques d'or, d'aluminium, de porcelaine, de caoutchouc, base celluloïde. etc., etc.) par O. COLES, traduit de l'anglais et annoté par le docteur G. DARIN. 1 vol. petit in-8 de 278 pages et 150 figures dans le texte. 1874. 6 fr.

La pierre dans la vessie, avec indications spéciales sur les moyens de la prévenir, ses premiers symptômes et son traitement par la lithotricie par COULSON, traduit de l'anglais par le docteur Henri PICARD. 1 vol. in-8 de 142 pages. 1874. 3 fr.

Leçons cliniques sur les maladies du cœur, professées à l'Hôtel-Dieu de Paris, par le docteur BUCQUOY. *Troisième édition*, 1 vol. in-8 de 170 pages, avec figures dans le texte, cartonné en toile, 1873. 4 fr.

Le parnasse médical français ou Dictionnaire des médecins-poëtes de la France, anciens ou modernes, morts ou vivants, par CHEREAU. 1 joli vol. in-12 de 552 pages. 1874. 7 fr.

La syphilis dans ses rapports avec le mariage, par LANGLEBERT. 1 vol. in-12 de 332 pages. 1873. 3 fr. 50

De l'adénopathie trachéo-bronchique en général et en particulier dans la scrofule et la phthisie pulmonaire précédée de l'étude topographique des ganglions trachéo-bronchiques, par le docteur BARÉTY. 1 vol. in-8 de 330 pages et 6 planches. 1874. 6 fr.

Le Mans. — Imprimerie Albert DROUIN, rue Courthardy, 23.

BIBLIOTHEQUE NATIONALE DE FRANCE
3 7531 02946698 5

www.ingramcontent.com/pod-product-compliance
Ingram Content Group UK Ltd.
Pitfield, Milton Keynes, MK11 3LW, UK
UKHW031935260826
14628UKWH00004B/1635

9 782019 633271